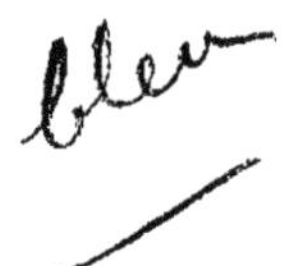

DE

LA CONFUSION MENTALE

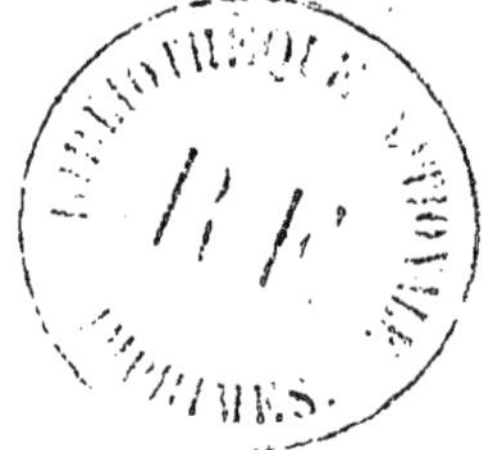

PAR

Le Docteur Henri HANNION

Ancien externe des hôpitaux
Médaille de bronze de l'Assistance publique
Ancien interne des Asiles et de la Clinique des maladies mentales

PARIS

G. STEINHEIL, ÉDITEUR

2, RUE CASIMIR-DELAVIGNE, 2

1894

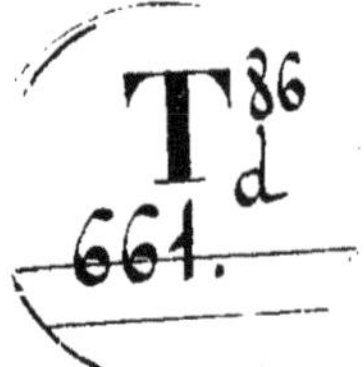

DE LA

CONFUSION MENTALE

IMPRIMERIE LEMALE ET Cie, HAVRE

DE

LA CONFUSION MENTALE

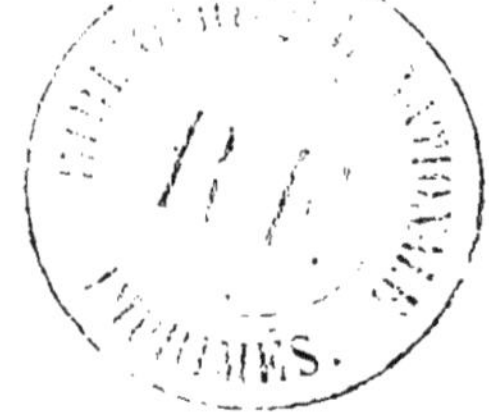

PAR

Le Docteur Henri HANNION

Ancien externe des hôpitaux
Médaille de bronze de l'Assistance publique
Ancien interne des Asiles et de la Clinique des maladies mentales

PARIS
G. STEINHEIL, ÉDITEUR
2, RUE CASIMIR-DELAVIGNE, 2

1894

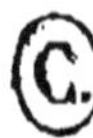

DE LA

CONFUSION MENTALE

CHAPITRE PREMIER

Aperçu historique. État de la question. Plan.

Les expressions : confusion dans les idées, idées confuses, n'appartiennent à personne, ou plutôt elles appartiennent à tout le monde. Il n'est pas un auteur qui n'ait été conduit à les employer, il n'est pas un médecin d'asile qui, de tous temps, dans ses certificats, ne s'en soit servi quelquefois ; mais s'il fallait relever tous les cas qui en ont motivé l'usage, on passerait assurément en revue les formes les plus diverses de l'aliénation mentale, depuis la simple débilité et tous les genres de psychoses jusqu'à la paralysie générale. Cela suffit à prouver que personne n'avait songé jusqu'à ces derniers temps à caractériser ainsi un état mental spécial.

Delasiauve, cependant, avait cherché à démontrer que la confusion intellectuelle constituait le trouble psychique fondamental d'un certain groupe de malades qu'après Georget, Etoc et Sauze, il désignait sous le nom de stupides, et Baillarger lui-même reconnaissait que dans la stupidité le délire était plus vague que dans la mélancolie.

Mais ce dernier auteur n'en considéra pas moins toutes les observations de stupidité produites jusqu'alors (1852) comme des cas d'une forme spéciale de mélancolie, qu'il avait proposé d'appeler « mélancolie avec stupeur ».

La mélancolie avec stupeur fut depuis adoptée à peu près par tout le monde. La stupidité en reçut un coup terrible. On lui avait ravi ce qui lui tenait le plus au cœur, les faits mêmes qui lui avaient donné naissance. En dépit de cette mutilation, elle survécut. On lui octroya des définitions à peu près toutes semblables, où l'on fit remarquer, comme Delasiauve, que ce qui la caractérisait surtout, c'était « la suspension de l'exercice intellectuel » (Dagonet); « un affaiblissement de l'activité psychique pouvant aller jusqu'à sa suppression et s'accompagnant de mutisme » (Kraft-Elbing). Souvent à son sujet, on prononça les mots de confusion dans les idées, dans les sensations, dans les hallucinations, dans le délire. Mais sur quels faits l'existence de cette « forme mentale » fut-elle fondée ? La lecture des auteurs qui se sont occupés de cette question est, à cet égard, instructive. On y voit les observations les plus variées : délire hypochondriaque, délire mélancolique avec idées de suicide, mélancolie avec stupeur, torpeur cérébrale simple, idées de persécution, idées mystiques, extase hallucinatoire après une attaque hystérique, excitation maniaque ou manie aiguë avec hallucinations, délire mégalomaniaque, sortes de panophobies, si bien qu'après cette étude, on ne peut s'empêcher de conclure que la confusion est plus encore dans le sujet lui-même que dans l'esprit des malades, et l'on ne peut plus considérer la stupidité autrement que comme un habitus extérieur commun à des malades très différents, ce qui est admis d'ailleurs pour la stupeur. Stupeur et stupidité deviennent presque synonymes.

Ainsi l'essai de synthèse a avorté sous le vocable de la stupidité. Il était nécessaire de le reprendre, car il est bien évident, sinon pour tout le monde, du moins pour la majorité des aliénistes, que tout n'est pas pour le mieux dans les classifications actuelles, et que les meilleurs cliniciens se trouvent parfois très embarrassés en présence d'un diagnostic à faire, d'un pronostic à porter et d'un traitement à instituer.

En France, la théorie séduisante de la dégénérescence sembla devoir mettre un terme à toutes les recherches en substituant une notion étiologique et de pathologie générale aux descriptions et aux analyses cliniques.

En Allemagne, on crut assister, dans ces derniers temps, à une sorte de réveil des idées oubliées de Delasiauve. Wille, dans un savant mémoire en 1888, reprit la Verwirrtheit des vieux auteurs allemands et en fit une nouvelle étude.

« La Verwirrtheit, dit-il, est un trouble cérébral fonctionnel à « marche souvent aiguë, plus souvent subaiguë, mais quelquefois « aussi chronique, qui, presque régulièrement, commence par une « période hallucinatoire aiguë et se caractérise dans son évolution « ultérieure par un obscurcissement de l'esprit, un délire confus, des « mouvements incessants et sans but, et des alternatives d'excitation « passagère et de stupeur. »

Il semblerait, en présence de cette définition et des caractères attribués par Wille à la Verwirrtheit, en considérant surtout combien le mot lui-même se rapproche par son sens étymologique de notre mot : confusion ; il semblerait, dis-je, que cette affection fût destinée à ressusciter en quelque sorte la stupidité de Georget, Etoc et Delasiauve. Il n'en est rien. Wille n'entend point que la Verwirrtheit soit confondue avec la démence primitive que les allemands (voir Kraft-Ebing) identifient avec la stupidité, et bien qu'il n'indique aucun symptôme pouvant servir au diagnostic différentiel entre ces deux états, il leur assigne à chacun une existence indépendante.

Au contraire, dans sa pensée, la Verwirrtheit n'est autre chose qu'une partie de la démence d'Esquirol. Enlevez à celle-ci la démence sénile, la démence paralytique et la démence épileptique, et vous aurez la Verwirrtheit de Wille, qui renferme des cas chroniques et des cas aigus ce qui empêche l'auteur de lui accoler cette dernière épithète.

Aussi, le pronostic lui paraît-il plus sévère que pour les simples psychoses, et tout en admettant que ces malades peuvent guérir, il déclare que « souvent ils meurent ». « Le pronostic est d'autant plus douteux, dit-il, qu'il est rarement possible de prévoir si le cas évoluera suivant le type aigu ou chronique. »

Malgré les vues spéciales dont l'étude de Wille est pleine, elle ne paraît pas avoir profondément modifié les idées des auteurs allemands sur la Verwirrtheit. Deux ans plus tard, en effet, Kraft-Ebing entend par là une forme de démence secondaire qu'il appelle encore démence agitée, et sa façon de voir à ce sujet ne diffère en rien de celle de Griesinger, en 1865.

La description de l'Amentia par Meynert (1890) est pour ainsi dire calquée sur celle de la Verwirrtheit de Wille. Le mot seul diffère. Meynert a-t-il voulu accentuer, par le choix même du terme, le rapprochement entre l'Amentia et la Dementia ?

Nous ne saurions l'affirmer, mais il est certain que pour ses contemporains, la Verwirrtheit ou l'Amentia ne diffèrent pas essentiellement de la démence.

Schüle est encore plus large dans sa classification et sa démence aiguë comprend toute la Verwirrtheit de Wille, toute l'Amentia de Meynert, toute la stupidité de Delasiauve et probablement aussi la mélancolie avec stupeur de Baillarger.

Ainsi donc, jusqu'en 1890, les considérations psychologiques de Delasiauve sur la stupidité et de Wille sur la Verwirrtheit n'eurent d'autre résultat final que d'étendre les frontières de la mélancolie d'une part, de la démence d'Esquirol d'autre part.

Il est inutile de faire remarquer quel abîme existait entre cet état de choses et l'apparition d'une forme mentale nouvelle. Le Congrès russe de Moscou de 1891 contribua à le combler. On combattit l'Amentia de Meynert. Korsakoff proposa le terme de dysnoya pour caractériser un certain groupe de folies aiguës, et Serbski, celui de confusion aiguë ; mais les limites cliniques qui séparent ce groupe des autres psychoses ne nous paraissent pas avoir été suffisamment établies.

En France, jusqu'en 1892, les auteurs ne firent pas du mot confusion un usage restreint, mais continuèrent à l'appliquer à des troubles mentaux divers.

M. le Dr Charpentier, de Bicêtre, décrivit, sous le nom de confusion mentale, « un certain nombre de symptômes caractérisés par la « persistance de la conscience, la persistance relative des opérations « intellectuelles, et par un défaut de coordination dans ces opéra- « tions. Il en résulte, ajoute-t-il, que l'individu assiste à ce désarroi « et qu'il en éprouve une angoisse progressive, laquelle vient encore « augmenter le trouble des idées et du langage ».

Presque à la même époque, M. le Dr Chaslin, dans un mémoire très étudié, se fit l'écho de la littérature étrangère contemporaine et de la vieille littérature française, et présenta comme type de confusion mentale, qu'il appelle primitive, une observation personnelle. Malheureusement, ces deux savants aliénistes ne purent s'entendre, ni entraîner autour d'eux les convictions, et l'on continue, en France, à distribuer à tort et à travers le qualificatif : « confusion », tandis qu'au contraire, les cas de confusion mentale les plus dignes d'attirer l'attention vivent ignorés sous des appellations diverses, en rapport principalement avec l'habitus extérieur des malades, ou avec l'existence de tel ou tel symptôme psychique considéré isolément et dans ses caractères les plus apparents.

Pourtant, MM. les Drs Régis et Chevalier-Lavaure, dans leur rapport lu au Congrès de La Rochelle, en 1893, sur le rôle des intoxications dans la genèse des maladies mentales, ont reconnu à la nouvelle forme symptomatique, une place prépondérante parmi les psychoses infectieuses.

D'où vient que tous les observateurs ne soient pas unanimes à l'admettre ? Quelle est la cause de cette sorte d'opposition permanente entre les affirmations des uns et l'abstention des autres ? Pourquoi cette contradiction entre les deux médecins de Bicêtre et le scepticisme indifférent de ceux qui en ont été les témoins?

Nous croyons qu'il faut l'attribuer en grande partie à ce que les descriptions de Delasiauve et de Wille n'ont pas reçu l'appui de faits probants. Nous regrettons, pour la clarté et la précision des descriptions proposées par ces auteurs, l'absence presque totale d'observations réalisant, sous une forme concrète plus éloquente que toutes les considérations psychologiques du monde, le type franc et pur de la confusion mentale.

C'est là le principal reproche que nous croyons pouvoir adresser à l'important mémoire de Wille.

D'un autre côté, en relisant plusieurs fois avec attention celle que M. Chaslin a intercalée dans son travail, elle nous a paru d'abord peu démonstrative, puis très différente sur plusieurs points essentiels de celles que nous avons eu l'occasion d'analyser, et nous n'avons pu nous défendre d'un doute en nous demandant s'il ne s'agissait pas là d'un état maniaque chez un dégénéré ou d'un début de paralysie générale.

La littérature médicale française renferme cependant un certain nombre de faits qui, publiés sous des désignations diverses empruntées ordinairement aux conditions étiologiques ou pathogéniques supposées, mériteraient de figurer dans le nouveau chapitre de la confusion mentale. Notre intention n'est pas d'en effectuer le dénombrement. Nous devons faire remarquer seulement, qu'il n'en existe qu'un très petit nombre sous le titre de stupidité. On en trouvera davantage dans les études ayant rapport aux folies rhumatismales, puerpérales, brightiques, urémiques, aux délires survenant à la suite de diverses intoxications ou de diverses maladies fébriles.

Parmi les plus anciens, nous ne pouvons nous dispenser de signaler ceux que Becquet a relatés sous le nom de délire d'inanition, parce que cet habile clinicien a parfaitement observé qu'il s'agissait là d'une forme de délire toute particulière, qu'il sut distinguer des états maniaques ou mélancoliques et des délires plus ou moins systématisés survenant dans les mêmes conditions, c'est-à-dire pendant la convalescence d'une fièvre typhoïde ou pendant l'évolution d'une maladie cachectisante. Pour lui, en effet, ces derniers troubles mentaux n'ont ni le même aspect clinique, ni la même valeur pronostique, ni les mêmes indications thérapeutiques que le délire d'inanition.

Nous souscrivons des deux mains aux considérations de Becquet. Personne avant lui ne nous paraît avoir vu si juste, et il faut venir jusqu'à Serbski pour retrouver une distinction semblable dans les folies aiguës.

Nous aurons seulement à examiner s'il convient de respecter la dénomination de délire d'inanition ou si l'on doit lui préférer celle de confusion mentale.

Dans la littérature allemande, des observations paraissant analogues aux nôtres se rencontrent dans presque tous les chapitres de la psychiatrie où, suivant les auteurs, elles figurent sous les titres divers de Werrücktheit, de Wahnsinn, de Verwirrtheit, d'Amentia, de démence aiguë, indiquant aussi l'embarras où se trouvent les auteurs pour y découvrir des caractères précis et suffisants pour les distinguer de ceux des autres psychoses.

Si nous résumons l'état actuel de la question, nous pouvons dire que la confusion mentale, telle que nous l'entendons, a été pressentie par Georget, Etoc, Sauze et Delasiauve, dans leurs études sur la stupidité; mais elle ne tarda pas à se trouver pour ainsi dire noyée comme un phénomène accessoire et presque insaisissable dans l'énumération malheureuse des nombreuses espèces stupides et demi-stupides. Admirablement observée par Becquet, reprise par Wille et Meynert, mais englobée par la majorité des auteurs allemands, dans leur vaste chapitre si mal défini des démences aiguës (Schüle), affirmée de nouveau par Serbski et le Congrès russe de 1891, comme une forme vésanique spéciale, elle tend, depuis le mémoire de M. Chaslin, en France, à s'imposer à l'attention des aliénistes français. MM. les Drs Séglas et Ballet, à l'occasion de deux observations originales, ont apporté à l'étude de cette question nouvelle, la contribution de leurs recherches cliniques.

M. le professeur Joffroy, dans ses cours, se plaçant surtout au point de vue nosologique, s'est efforcé d'établir que, pour lui, il ne s'agissait pas là d'une entité morbide, mais d'un ensemble symptomatique qu'il aime à comparer à la paraplégie avec contracture. De même, dit-il, que la paraplégie avec contracture appartient à des affections très différentes des centres nerveux, comme la maladie de Little, la sclérose en plaques, la sclérose latérale amyotrophique, la compression de la moelle par un mal de Pott, etc., etc., de même la confusion mentale appartiendra probablement à diverses espèces nosographiques, quand la pathologie cérébrale sera mieux connue.

Pour nous, nous ignorons l'avenir qui lui est réservé sous ce rapport ; mais, persuadé que nos classifications actuelles en aliénation ne sont basées que sur l'analyse symptomatique, nous croyons que la confusion mentale doit y occuper une place à part.

Or, pour que cette faveur ne lui soit pas contestée, il est nécessaire de faire cesser les malentendus qui menacent de se produire à son sujet. Il faut montrer qu'avec elle on n'a pas affaire à un symptôme banal pouvant se montrer accessoirement, et au hasard des influences individuelles, au milieu des symptômes fondamentaux des espèces cliniques déjà décrites.

Il faut prouver qu'il s'agit bien, au contraire, non pas, sans doute, d'une véritable entité morbide, mais d'un syndrome important pouvant acquérir dans beaucoup de circonstances, de par le tableau symptomatique, toute la valeur d'une personnalité clinique distincte.

Enfin, il nous paraît urgent de bien lui assigner ses limites, et, par un diagnostic raisonné qui, selon nous, n'a pas encore été suffisamment approfondi, de la différencier de tous les états mentaux qui, sous une forme ou sous une autre et sous des appellations plus ou moins vagues, menacent de lui usurper tout ou partie de ses droits.

Mais, afin qu'on ne puisse se méprendre sur nos intentions, nous tenons à bien faire remarquer que, par personnalité clinique, nous n'entendons pas autre chose qu'une manière d'être, un aspect symptomatique. De là à une entité morbide nouvelle il y a loin, et tant que l'anatomie pathologique n'aura pas parlé, tant que nous demeurerons dans l'ignorance absolue des conditions pathogéniques qui président à la naissance et à l'évolution des troubles psychiques, nous serons obligés de nous contenter de l'analyse clinique et psychologique. Aussi est-ce uniquement de ce côté que nous avons dirigé nos efforts, persuadé d'ailleurs qu'en suivant cette voie nous sommes en possession de la méthode la plus naturelle, qui veut que l'observation clinique précède toujours les recherches anatomiques.

Nous avons pris quatre malades femmes dont la bizarrerie nous a paru capable d'embarrasser le diagnostic. Nous les avons étudiées avec soin et nous avons essayé de les classer. Nous avons été conduit ainsi peu à peu à rejeter pour elles tous les cadres proposés par les classifications actuelles, tandis qu'au contraire la confusion mentale nous en offrait un nouveau qui s'adaptait assez bien au tableau symptomatique que nous avions sous les yeux. Nous ne pouvions le dédaigner.

Après avoir analysé séparément nos quatre malades, nous les avons comparées entre elles, espérant par là trouver, sous les apparences individuelles variées, un caractère, un trouble fondamental qui pût servir de base et de définition à la nouvelle forme mentale.

Enfin nous l'avons, ainsi constituée, confrontée dans une courte revue avec ses voisines en aliénation, de manière à bien assigner à chacune sa place. Tel a été notre but.

Mais avant d'entrer dans le cœur même de notre sujet, nous saluons avec reconnaissance les maîtres dévoués qui, depuis le commencement de nos études médicales, nous ont instruit de leur science, aidé de leur expérience et encouragé de leurs sympathies. Nous remercions particulièrement parmi eux, M. le professeur Joffroy d'avoir bien voulu accepter la présidence de notre thèse, MM. les professeurs Landouzy et Le Dentu, MM. les Drs Rigal et Ballet, professeurs agrégés, de la bienveillance qu'ils nous ont toujours témoignée quand nous étions externe des hôpitaux ou interne de la Clinique des maladies mentales. Que MM. les Drs Febvré, médecin en chef à l'asile de Ville-Évrard, et Vallon, médecin en chef à l'asile de Villejuif, soient assurés que nous n'oublierons jamais l'intérêt qu'ils nous ont porté. M. le Dr Pactet, chef de clinique, nous permettra de nous féliciter de sa bonne et franche amitié, qui nous a été si utile dans l'accomplissement de notre tâche.

Un dernier devoir nous reste maintenant à remplir, à la fois doux et triste. Nous ne pouvons, en effet, jeter un regard en arrière sans nous rappeler tout ce que nous devons à l'enseignement de notre illustre et regretté maître, le professeur Charcot, et sans adresser à sa mémoire l'hommage de notre humble admiration et de notre profonde gratitude.

CHAPITRE II

Première malade. Analyse clinique et psychologique. Diagnostic.

OBSERVATION I, prise à l'asile Sainte-Anne, service de M. le professeur JOFFROY (Personnelle).

RÉSUMÉ. — *Père alcoolique. Pas d'antécédents personnels névropathiques bien caractérisés. Pas de troubles mentaux antérieurs. Caractère impressionnable et susceptible. Pas de stigmates physiques ni psychiques de dégénérescence. Syphilis. Grossesse. Albuminurie. Éclampsie. Avortement. Apparition des troubles mentaux deux jours après l'avortement. Entrée à l'hôpital Necker, salle Delpech (service de M. Rendu), le 17 octobre 1893. Entrée à Sainte-Anne (service de M. Joffroy), le 4 novembre 1893. Durée du délire : 1 mois et demi. Convalescence (changements dans le caractère), tendance aux idées de persécution) encore persistante.*

Joséphine L..., 30 ans, crémière.

Antécédents héréditaires. — (Renseignements fournis par la malade convalescente et par son mari.)

Père, mort à 43 ans, d'une maladie du foie. Il buvait, était lunatique et avait des idées sombres quand il avait bu.

Mère, grands-parents, oncle : rien à noter. Six frères ou sœurs, bien portants, normaux.

Antécédents personnels. — Née à terme, élevée au sein par sa mère, la malade n'a jamais eu de convulsions, de crises nerveuses ni de pertes de connaissance. Elle fut réglée à 14 ans et la menstruation s'établit régulièrement sans accidents.

Étant enfant, son caractère était doux et gai. « Je n'étais, dit-elle, ni nerveuse ni méchante. » Elle reconnaît seulement avoir toujours été *très impressionnable, susceptible.*

Confiée à sa grand'mère vers l'âge de 4 ans, elle déclare n'avoir pas rencontré chez celle-ci la même douceur que chez sa mère, et avoir beaucoup souffert.

Plus tard, et jusqu'à son mariage, c'est-à-dire jusqu'à 27 ans, elle travaille beaucoup et endure des souffrances morales sur la nature desquelles elle refuse de s'expliquer. Elle eut à 25 ans une fièvre typhoïde assez sérieuse compliquée d'une phlébite à la jambe droite pendant la convalescence. Elle ne délira que pendant la période fébrile.

Peu de temps après sa fièvre typhoïde, elle fut atteinte d'influenza dont elle guérit au bout de 15 jours sans avoir présenté de manifestations délirantes.

Malgré toutes les ruses de l'interrogatoire,il a été impossible d'obtenir d'elle le moindre renseignement sur la syphilis dont elle offre des signes non douteux.

Fausse couche de deux mois la première année du mariage.

(Les recherches de la syphilis sur le mari sont demeurées stériles.)

Pas d'habitudes alcooliques.

Histoire de la maladie actuelle. — Le Dr Récamier, qui fut appelé à donner ses soins à la malade, a bien voulu nous fournir les renseignements suivants :

La grossesse suivait son cours normal depuis cinq mois, sans anomalie de caractère, sans trouble mental d'aucune sorte, lorsque, dans les premiers jours d'octobre (1893), la malade vint le consulter, craignant que son accouchement ne fût entravé par un bassin rétréci.

L'exploration ne lui révéla rien d'anormal.

Quelques jours après, il fut consulté de nouveau pour des étourdissements, des vertiges et de la céphalée. (La malade guérie nous apprit aussi que des taches rondes et blanches apparaissaient dans son champ visuel et gênaient la lecture. Elles ne s'élargissaient pas.)

L'examen des urines décela une grande quantité d'albumine. Les urines se prenaient en masse par l'addition d'acide nitrique.

Aussitôt, la malade fut soumise au régime lacté absolu.

Le lundi 8 octobre, première crise d'éclampsie.

La malade sentant un malaise indéfinissable, se lève à 5 heures du matin, appelle à son secours et tombe à terre sans connaissance.

Secousses convulsives pendant une demi-heure.

Coma pendant une heure.

Au bout d'une heure, nouvelles convulsions.

Le 9. Pas de crises convulsives. Albuminurie toujours abondante. Céphalée intense. Insomnie.

Le 10. Six à sept crises convulsives séparées par des intervalles de coma, et faisant craindre une issue fatale.

Le 11. Nouvelles crises convulsives. *Avortement* dans le coma.

Pendant toute cette période, tout fut tenté pour faire cesser les convulsions : saignée, ventouses scarifiées le long du rachis, purgatifs drastiques.

Le 11. La malade fut maintenue pendant sept à huit heures sous l'action du chloroforme.

Le 12. Anurie. Diurétiques.

La malade paraît avoir recouvré toute son intelligence, demande à boire, à manger, s'occupe de tout ce qui se passe chez elle.

Le 13. La céphalée persiste, la malade a peur de mourir et envoie chercher un prêtre. Stupeur demi-comateuse. La malade répondait encore, mais péniblement, aux questions qu'on lui posait avec insistance.

Le 14. Éclosion du délire. Elle ne reconnaît plus personne et son langage est incohérent.

Il n'y a jamais eu jusque-là d'élévation de température, ni de fétidité des lochies. Celles-ci cessèrent brusquement le 15 octobre et les seins devinrent flasques.

Depuis l'avortement, plus de crises convulsives.

A partir du 14 octobre, les troubles mentaux s'accentuèrent tous les jours, ce qui décida le mari et le médecin à envoyer la malade à l'hôpital Necker, où elle entra le 17 octobre.

Voici la note qui a été prise, dans le service de M. Rendu, par M. Laroche, externe des hôpitaux.

Le 18. La malade, examinée le lendemain de son entrée, est dans un délire continuel, loquace, mais sans systématisation nette. Tantôt, elle *écoute les questions qu'on lui pose et y répond de travers;* tantôt, elle n'y accorde aucune attention. Elle présente de loin en loin des hallucinations de la vue ou *plutôt des erreurs d'appréciation,* prenant, par exemple, l'un de ceux qui l'entourent pour son médecin habituel. Du reste, ce délire loquace et bruyant *n'est pas accompagné d'agitation motrice.*

La température, le soir de son entrée, a été de 38°, puis s'est abaissée, le matin, à 37°,2. Le pouls est régulier et un peu rapide : 84 pulsations. Les urines, incomplètement recueillies, donnent plus de 3 gr. d'albumine par litre. Selles régulières. Langue humide, un peu sale. Les organes génitaux sont normaux, sauf la disparition de l'écoulement lochial.

Le 21. L'état de la malade est resté stationnaire. Le traitement a consisté en purgatifs drastiques et drap mouillé.

L'albumine a légèrement augmenté : 4 gr. par litre au lieu de trois. Parfois, la malade a des *selles et des mictions involontaires.*

La *fièvre est toujours nulle.*

Le *délire,* d'abord simplement loquace, a pris le *caractère érotique,* puis est devenu tellement bruyant, qu'on est obligé d'isoler la malade. Il est *plus manifeste la nuit.*

Le 24. Le délire est non seulement bruyant, mais il y a de l'agitation qui nécessite l'emploi de la camisole de force. Il présente le *caractère érotique* et est *surtout nocturne.* Il consiste dans un bavardage incessant, sans suite, entrecoupé de cris perçants.

Cependant l'albumine a diminué, les urines sont un peu plus abondantes. Toujours aucun symptôme utérin.

Le 26. Hier soir, la température s'est élevée à 38°,2 et la malade a eu un très léger écoulement sanguin qui a bientôt disparu. Le délire a encore été très bruyant, non systématique ; mais la malade, pour la première fois, a dormi quelques heures dans la nuit.

Le 29. La température est redevenue normale, dès le 27. Les urines sont plus abondantes. L'albumine est tombée à 1 gramme par litre. Il *semble* également que le délire soit moins intense et que la malade comprenne parfois les questions qu'on lui pose.

Pendant la nuit, il y a quelques heures de sommeil.

Le 31. Urines en quantité normale.

Albumine, moins d'un gramme par litre.

Température et pouls absolument normaux. Sommeil de 6 à 7 heures dans la nuit; mais dans la journée, le délire persiste, avec, de loin en loin, des lueurs où la malade semble se rendre compte du lieu où elle est et de son état, après quoi elle reprend ses idées décousues et ses cris perçants. Il y a moins *d'agitation* et on a pu enlever la camisole de force ; mais le bruit qu'elle fait oblige à évacuer la malade sur Sainte-Anne, le 1er novembre.

État de la malade au 4 novembre. — C'est à cette date qu'il nous est donné de l'observer.

En entrant dans le service, nous la trouvons dans le vestibule, accompagnée d'une gardienne. Le premier mot qu'elle nous répond, quand nous lui demandons qui elle est, comment elle se nomme et d'où elle vient, est celui-ci :

« *C'est moi qui suis la folle.* »

État physique. — Le visage est pâle, la malade paraît amaigrie, les traits et la physionomie sont ceux d'une personne fatiguée.

Le regard est mobile, mais vague et comme voilé. Les pupilles sont très dilatées et égales. Elles réagissent bien à la lumière et à l'accommodation.

La langue est légèrement saburrale, l'haleine fétide, et la soif continuelle.

Pas de fièvre.

Elle déclare souffrir un peu partout, mais ne peut préciser ce qu'elle ressent. Cependant, elle accuse tout particulièrement *des bourdonnements* d'oreilles si intenses parfois, dit-elle, qu'ils la *rendent sourde.* Aussi demande-t-elle du coton pour se boucher les oreilles.

Pas d'agitation motrice.

La sensibilité cutanée est conservée.

État psychique. — Il n'y a pas, à proprement parler, d'excitation intellectuelle. La malade ne présente pas le bavardage continuel et intarissable qu'on observe chez les excitées maniaques. Elle parle avec une certaine mesure, mais ce qu'elle dit est tout à fait décousu et il est parfois impossible d'y découvrir un sens précis. Les idées paraissent extrêmement mobiles et changent à chaque instant. La malade ne s'arrête à aucune. Les phénomènes extérieurs les plus insignifiants ont une influence marquée sur leur cours et sur leurs associations qui, souvent, sont des plus bizarres. Tout la frappe; mais son attention ne peut être fixée sur aucun objet ni sur aucun sujet. C'est un désordre, un désarroi mental complet qui s'accorde avec une activité cérébrale moyenne, peut-être moindre qu'à l'état physiologique. Les idées sont incohérentes, et pourtant elles ne se présentent pas en foule. La malade prend son temps pour les exprimer, s'arrête entre chaque phrase. Le ton habituel de la conversation est assez naturel, il n'est ni emphatique ni déclamatoire; ce qui domine, c'est l'interrogation ou l'étonnement, quelquefois l'anxiété, anxiété vague, motivée tantôt par la crainte de mourir, tantôt par des inquiétudes non justifiées au sujet des membres de sa famille, tantôt par une demi-conscience du désordre qui règne dans son esprit. Quelques lambeaux de sa conversation, écrits sur le moment même, permettront de saisir sur le vif les caractères de son langage.

« Est-ce que M. Récamier va venir me voir ? »

« Dites-moi où il demeure. » — « En ce moment? »

« Il est cuisinier. »

« Ah ! il y a si longtemps que je l'ai connu. »

« Voulez-vous que je vous dise la cause de tout cela ? » — « Il faut qu'une porte soit ouverte ou fermée. » (*Quelqu'un venait d'ouvrir la porte du bureau où M. Joffroy examinait la malade.*)

« Où est Marie fermée? »

On dit à côté d'elle : « Elle a une idée, mais elle la *suit*..... »

Elle dit : « Oui, il y a de la *suie* là-dedans. »

M. Joffroy s'adressant à nous :

« Il faut écrire. »

La malade répond : « J'écris toujours, je dis toujours la même chose. »

Voyant une règle en équilibre sur un doigt : « Vous allez être la balance de la justice. » Puis : « Il y a des moments où je parle trop, d'autres où je ne parle pas assez. »

On essaye de lui faire lire une lettre qui lui est adressée ; mais cela est impossible. Elle la prend, la regarde une seconde.

— « Lisez », lui dit-on.

— « En ôtant ceci ? » demande-t-elle en cachant une ligne avec un doigt. Elle reprend ensuite ses divagations.

« Doit-on le dire ? »

« J'ai tenu ce mouchoir. »

« Ça reviendra très facilement. »

« Ce qui a fait mon chagrin, c'est ce qui fait le chagrin de ma mère. »

Nous lui demandons si elle souffre.

R. — « Dans beaucoup d'endroits. » Puis elle ajoute : « Je ne veux pas le dire à vous ; je ne veux le dire qu'à mon confesseur. »

D. — « Avez-vous mal à la tête ? »

R. — « Laissez-moi tranquille, je ne veux pas que vous me parliez de toutes ces choses-là. »

A d'autres moments : « N'est-ce pas que je suis bien près de mourir ? »

« Je ne suis pas folle ? »

« Je vais bien dormir. On ne me tuera pas au moins cette nuit ? »

« Je passe le jour et la nuit dans les souterrains. Quand je reviens je suis très fatiguée. »

Cette dernière parole donne à supposer que la malade vit d'une façon à peu près continuelle dans une sorte d'état de rêve caractérisé par une transformation des perceptions externes et traversé peut-être par des cauchemars.

Il est très difficile de savoir si elle est en proie à des hallucinations. Son langage et son attitude ne fournissent pas à cet égard des indications certaines. Par contre, il est facile de se convaincre que tout ce qui se passe autour d'elle est l'origine d'illusions et de fausses interprétations.

Elle n'a pas reconnu ce matin le Dr Récamier.

Elle nous demande si nous ne sommes pas M. B... d'Arpajon, ou encore nous pose les questions suivantes :

« Vous n'êtes pas marié avec Émile T... ? »

« Comment va Louise ? »

Et, sur notre réponse qu'elle ne va pas mal (nous ne connaissons pas la personne en question), elle reprend :

« Mais enfin, comment va-t-elle la pauvre petite ? elle va bien au moins ? »

Elle entend derrière la porte, dans la salle voisine, la voix indistincte d'une malade, l'écoute un instant et répond comme si l'on s'était adressé à elle : « Parfaitement, madame, vous avez raison. »

Le bruit de pas et de chaises qui se fait derrière la cloison, elle croit qu'il se produit dans la salle même où elle se trouve, devant elle, et s'en déclare incommodée.

Nous avons voulu interroger sa mémoire ; mais cette épreuve est difficilement concluante, vu le peu d'attention que nous accorde la malade. Elle ne se rappelle pas immédiatement son adresse et il faut que nous commencions le nom de sa rue pour qu'elle le dise en achevant le mot.

Nous lui demandons si elle a un bébé.

R. — « Oui, je voudrais bien le voir. »

D. — « Quel âge a-t-il ? »

R. — « Ne me demandez pas les âges, je ne les sais pas. »

D. — « Marche-t-il tout seul, au moins? »

R. — « Mais je ne l'ai jamais vu. Il s'est passé des choses tristes, des choses drôles. Je ne sais plus. »

5 novembre. Le bruit qu'elle faisait hier soir dans la salle a obligé de la conduire en cellule, mais elle a dormi la nuit sans médicament.

Urines légèrement albumineuses ; deux litres en vingt-quatre heures.

La malade est assise dans son lit, assez tranquille. Quand on ne lui adresse pas la parole, elle demeure volontiers silencieuse pendant de longs moments; mais, pour peu qu'on la pousse à parler, elle montre la même incohérence, la même bizarrerie de langage qu'hier.

Elle parle, en fermant les yeux, d'une dame et d'un tableau, comme si elle les voyait les yeux fermés; mais la présence dans la salle, de tableaux accrochés aux murs où l'on voit une ou plusieurs femmes chromolithographiées, nous donne à penser que vraisemblablement elle se les représente mentalement. Voici encore quelques exemples de ses divagations :

« Je voudrais bien lire la première lettre de maman. » (Souvenir de la lettre qu'on a voulu lui faire lire hier.)

« Si elle n'était pas dans un certain état, il y a longtemps qu'elle serait revenue.

« J'ai dit une seule lettre et c'était de trop. »

D. — « Quelle lettre avez-vous dite ? »

R. — « Je la dirai à mon mari. »

Puis : « *Je me sens devenir folle;* mais ça m'est égal. Avec leur religion, qu'ils aillent donc se promener. »

« Si c'est pas l'l d'aujourd'hui, c'est l'l d'hier. »

D. — « De quelle l (!) parlez-vous ? »

R. — « Allez par là (salle des malades), vous saurez tout. »

D. — « Qu'est-ce qui se passe par là ? »

R. — « Tenez... (*Elle montre le tableau représentant une femme.*) La... lala... lala... lala..... »

D. — « Qu'est-ce que ça veut dire ? »

R. — « Lala... lala.... lala..... »

C'est toute l'explication qu'elle puisse nous donner.

D. — « Vous l'aimez bien votre mari? »

Cette question, répétée plusieurs fois, demeure sans réponse. La malade nous regarde, serre les lèvres, se tourne et se retourne dans son lit en proférant quelques sons, bouche fermée.

D'autres questions comme celles-ci :

« Vous êtes muette? » — « Vous ne pouvez plus parler? », ont le même sort.

Enfin, au bout d'un moment, elle dit d'un ton interrogateur : « Quand mon mari sera là, dans la ruelle? », puis reprend ses divagations dans lesquelles les tableaux occupent une certaine place.

« Quels tableaux ? » lui demandons-nous.

R. — « Qu'il y a ici. » (*Elle montre des yeux les tableaux accrochés au mur.*)

Elle continue :

« Écoutez, j'ai peur que maman ait bu de trop depuis qu'elle est ici. Elle me paraît folle. »

« Gute Nacht ! Schlafen sie wohl. »

D. — « Vous savez donc l'allemand ? »

R. — « C'est ma grand'mère qui m'a appris ça. »

Souvent encore elle recommence à répondre par des mots inarticulés, bouche fermée.

Aujourd'hui, nous essayons de fixer son attention par l'écriture. Nous lui donnons du papier et une plume et nous l'invitons à écrire à son mari de venir. Elle s'y prête de bonne grâce, prend l'attitude d'une personne qui veut écrire sérieusement et griffonne en quelques minutes, en ayant l'air de réfléchir et en se reprenant plusieurs fois, les caractères suivants. Au milieu, elle s'écrie : « *Ah ! je ne sais plus !* » et signe d'un nom qui n'est pas le sien.

Je recommensence

elle m'a élevée tout sacrifiée

10000. agathe

signature

Salpetrièh Elvieau — Ma

A Sw. est est est au ciel — Ma

depuis 1000. ans — Mon

Nous lui demandons ce que veut dire la première ligne. Elle nous répond : « C'est trop vieux pour vous ». « Pour moi, c'est là ! » (*Elle montre le creux épigastrique.*)

Au même moment, elle nous redemande la plume pour nous écrire quelque chose de confidentiel : « pour l'honneur ! » « pour ma mère ! » (sic).

Elle déchire un petit morceau de papier et nous le remet quelques instants après couvert de ce griffonnage :

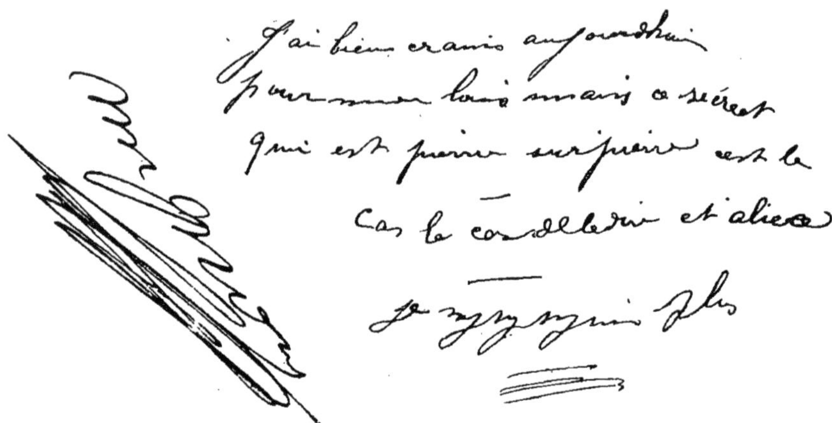

Nous lui demandons ensuite où est Agathe, dont elle a emprunté le nom.

En réponse à cette question, elle nous montre l'infirmière, qui s'appelle Mathurine.

6 novembre. On remarque aujourd'hui une éruption papuleuse sur les membres et la face.

La fesse droite présente une petite gomme sous-cutanée de la grosseur d'une noisette et donnant lieu, par un trajet fistuleux, à l'écoulement d'un liquide jaune citrin transparent.

La malade veut embrasser tout le monde. Elle demande à la surveillante :

« Vous m'aimez bien, vous m'aimez bien comme je vous aime ? »

Elle dit aussi :

« Je vois des serpents partout. »

Mais en disant cela son regard n'est arrêté sur aucun point et n'exprime point la terreur. Il offre le même aspect qu'avant et après. Il est sans caractère particulier, vague comme d'habitude et suit les mouvements que fait à cet instant même la malade pour se couvrir de ses draps. Nous lui demandons où sont les serpents.

Elle ne répond pas directement à notre question et parle d'autre chose.

Il est probable qu'il s'agit là du souvenir d'une hallucination ou d'un rêve passé.

Nous devons faire remarquer qu'il n'y a pas plus d'excitation ce matin qu'hier. La malade devient bruyante vers le soir. On la conduit alors en cellule, et dès qu'elle se trouve ainsi *isolée, elle redevient tranquille et dort.*

Le 7. La malade est au régime lacté depuis son entrée et en absorbe environ trois litres par jour.

Deux litres d'urine en vingt-quatre heures. Nuage albumineux très net avec l'acide azotique.

La malade donne elle-même sur son état intérieur des indications précieuses.

« En ce moment, dit-elle, je suis comme dans un rêve, je suis comme une folle. »

« Chaque fois que vous venez, vous m'embrouillez. »

Et encore, répondant à nos questions :

D. — « Où êtes-vous ici ? »

R. — « Je suis chez vous. »

D. — « Qu'est-ce que c'est ici ? » (*en lui montrant la salle*).

R. — « C'est mon ciel de lit. — *Non, je crois que je la perds.* »

La conversation est la même que les jours précédents.

D. — « Y a-t-il longtemps que vous avez vu votre mari ? »

R. — « Mon mari ? mais oui, et il me rendait bien heureuse ; mais je ne veux pas changer de couleur ; à vous, je veux bien vous parler ; mais je ne veux pas quitter mon mari. Je ne veux pas qu'il se tue pour moi. »

« Avec tout ça, on ne reçoit qu'une lettre à la fois et il n'y a jamais moyen de la lire. »

Le souvenir de la lettre qu'on tenta de lui faire lire n'est pas effacé. Il se présente de lui-même à l'esprit de la malade.

« On ne mange pas souvent, ici, Monsieur le curé. » (C'est à nous qu'elle s'adresse.) « Je ne sais pas ce que vous faites en bas. Moi je ne pense pas à un chiffre, je pense à une lettre, à un mot. »

D. — « Pourquoi êtes-vous ici ? »

R. — « Je ne sais. Depuis que je suis dans cette salle, *je suis très heureuse*, seulement on m'emmène me coucher trop tard, on m'emmène me coucher trop tôt. »

« Je n'ai pas toujours osé m'y fier, à ma pauvre mère, vous savez « pourquoi. »

« Je suis ennuyée, vous ne vous imaginez pas comme je suis ennuyée. »

A ce moment, elle se met à pleurer à chaudes larmes, nous donnant ainsi le spectacle des brusques changements de sentiments que nous avons eu souvent l'occasion de constater pendant sa maladie.

Nous venons de voir que le souvenir de la lettre persiste chez elle. Ce n'est pas le seul. Aujourd'hui elle se souvient parfaitement de son adresse ; elle se rappelle également avoir eu la fièvre typhoïde chez elle et avoir été soignée par sa mère.

Le 8. Toute la journée d'hier, à partir de midi, elle a été plus agitée que de coutume ainsi que toute la nuit et a eu la diarrhée.

Même confusion dans les idées, même étrangeté de langage que précédemment.

A un moment, elle nous dit :

« Venez vite, mon père, il faut que je vous dise quelque chose de monstrueux. ». Puis elle pousse des cris de lamentation et nous parlant tout bas à l'oreille : « Vous savez, l'argent volé, l'argent qui... il y avait une fausse signature... vous savez... attendez, il faut que je retrouve, c'est si loin. »

Nous n'avons su qu'après la guérison de la malade qu'il s'agissait là d'une réminiscence portant sur une histoire que sa grand'mère lui avait racontée étant enfant.

Nous ferons remarquer que cette réminiscence est très vague ; la malade ne se souvient pas d'une façon très précise. « C'est si loin », dit-elle.

A un autre moment :

« Mon Dieu, qu'est-ce qu'ils vont faire ? »

Du 10 au 13 novembre. — Même état.

Tendances mélancoliques mais passagères.

« Je vous ai fait du mal ? ».

« Mon Dieu comme on a dû se moquer de moi ! »

Crises anxieuses et de désespoir au sujet de son mari. Elle demande s'il doit venir la voir et s'écrie que quand il est venu il n'était plus le même, qu'il avait les mains glacées, les joues creuses et qu'il la regardait en ayant l'air de douter d'elle et de dire : « Tu ne m'aimes pas. »

« J'ai bien vu qu'il se moquait de moi », dit-elle.

« C'est comme cette dame en face, elle ne me répond pas quand je lui demande quelque chose. »

Cinq minutes après elle rit aux éclats en entendant les incohérences d'une autre malade.

La gomme, traitée par des frictions mercurielles, est en voie de résolution.

Même réaction des urines dont l'albumine varie peu d'un jour à l'autre. Jusqu'au 29 novembre, l'état de la malade ne se modifie pas sensiblement.

Le 24, elle s'était plainte de douleurs assez vives dans la région de la vésicule biliaire, douleurs remontant dans l'épaule droite.

Pas de pigment biliaire dans les urines, pas d'ictère.

Bicarbonate de soude, 4 grammes.

Les urines furent examinées par M. Serveau, qui nous transmit la note suivante :

Urines jaune citrin, transparentes, avec une assez grande quantité de flocons muqueux. Elle mousse un peu. La réaction est légèrement alcaline. Elle n'a pas d'odeur spéciale.

Densité faible, 1010.

Par l'acide azotique à froid, on a un louche albumineux net mais assez faible. Par l'acide acétique à chaud, on a un trouble extrêmement léger.

Le trouble par l'acide acétique à chaud devient bien net par l'addition d'une solution de sulfate de soude.

En somme, il y a de l'albumine, mais en petite quantité.

Du 30 novembre au 1er décembre. L'amélioration est notable à tous points de vue et s'accompagne d'une *sudation abondante.* La malade ne divague plus comme les jours précédents. Elle a conscience de ce changement.

« J'ai chaud, dit-elle, mais je sens maintenant que le sang circule. »

Elle se rappelle beaucoup de choses anciennes et récentes. Ainsi, elle déclare s'être mariée le 2 décembre 1890 et avoir eu une fausse couche de deux mois et demi. Tout ce qui s'est passé jusqu'à son dernier avortement lui est resté dans la mémoire qui, cependant, est encore assez vague.

Elle se souvient de la salle Delpech à Necker, dont elle ne pouvait prononcer le nom facilement et qui lui faisait penser aux dépêches et aux petits télégraphistes. Elle se souvient encore avoir été placée dans une cellule en entrant ici, et d'une foule de détails ayant trait à ce qu'elle appelle ses *rêves.*

Il s'en faut cependant de beaucoup qu'elle puisse être considérée comme guérie. Elle ne sait pas encore exactement où elle se trouve. Quand on la fait lire, elle accuse de la fatigue. Elle est très indocile et encore bizarre dans ses caprices. Ainsi elle refuse absolument d'écrire à M. Récamier pour l'informer de l'amélioration de son état. Elle n'a consenti à prendre la plume qu'après nous avoir fait promettre que son mari viendrait la voir dimanche. Encore s'est-elle permise de changer à sa fantaisie les termes de la phrase dictée sans en changer le sens. Elle montre une grande émotivité dont elle cherche à se défendre. « Ce n'est pas la peine d'essayer de me faire pleurer, j'ai mis dans ma « tête que je ne pleurerais pas. » Elle dit cela à son mari, s'imaginant qu'il se moque d'elle. Elle exprime de vagues inquiétudes à tout propos au sujet de son mari et de sa santé. Quand nous lui demandons d'écrire, elle se met à pleurer en disant que pour sûr, sa mère a dû raconter sur elle des « choses extraordinaires ».

Elle manifeste la crainte de « redevenir folle », car, dit-elle, « je n'ai « pas encore la tête bien forte, malgré que je me rends compte de tout ».

Interrogée au sujet de son dernier avortement, elle ne se rappelle rien. Elle se demande, même avec étonnement ce qu'est devenu son ventre.

Elle s'étonne aussi de l'énorme dimension de la salle où elle se trouve. (Cette salle ne compte que douze lits.)

5 décembre. L'amélioration s'accentue de plus en plus. La malade est très calme, dort bien et répond raisonnablement. Elle ne présente pas les mêmes inquiétudes que ces jours derniers.

Le soir cependant, elle est encore étrange. Jusqu'au 8 janvier 1894, rien de particulier. Il persiste un peu de susceptibilité et d'émotivité et l'on remarque que la malade parle sur un ton un peu chantant.

Du côté des urines, il existe toujours un certain degré d'albuminurie, variant un peu d'un jour à l'autre, mais toujours léger.

8 janvier 1894. On constate une éruptien assez confluente d'acné, qui présente ceci de particulier, que chaque petite pustule repose sur une papule large, saillante, de sorte qu'un examen superficiel pourrait faire croire à une éruption spécifique.

Hier, vers deux heures de l'après-midi, la malade venait d'écrire une lettre fort raisonnable à son mari, lorsqu'elle accusa la surveillante de mettre obstacle à sa sortie, de lui faire ainsi beaucoup de tort et d'être cause qu'ils seraient mis en faillite. La vérité est que les affaires de son mari vont en effet très mal, et que l'absence de sa femme dans le ménage et au comptoir n'est pas pour les rendre plus prospères.

Dans la soirée, elle chercha querelle aux malades qui causaient entre elles, leur reprochant de parler d'elle et de lui faire du mal.

Du 16 au 18. La malade est encore très impressionnable et très émotive. Elle déclare qu'auparavant elle ne pleurait pas aussi facilement que maintenant.

Elle a pris la maison et le personnel en grippe et ne s'explique pas pourquoi. Il y a quelques jours même elle est entrée dans une violente colère, sans motifs, contre la surveillante et contre une malade de l'infirmerie.

Il n'existe aucun stigmate d'hystérie. Circonférence de la tête : occipito-frontale = 52 centim. On ne constate aucun stigmate physique de dégénérescence, pas d'asymétrie faciale, rien du côté des yeux ni du côté de la bouche.

Le facies est meilleur et l'on note un certain degré d'embonpoint.

Renseignements rétrospectifs. — Nous avons interrogé les souvenirs de la malade au sujet de ce qui s'est passé avant et pendant sa maladie, et les renseignements que nous avons pu recueillir ainsi sont des plus importants.

De son avortement et de ses attaques éclamptiques, elle ne se rappelle absolument rien. Elle ne se souvient pas non plus d'avoir reçu la visite de M. Récamier, le jour de son entrée. Nous savons d'ailleurs qu'elle ne l'a pas reconnu.

Récits de la malade. — Les personnes qui l'entouraient, les personnages mêmes représentés sur les tableaux qu'elle avait sous les yeux étaient autant de sujets d'illusions ou d'erreurs. Ainsi M. Joffroy était un pharmacien d'Arpajon, mort aujourd'hui, et elle nous considérait comme un prêtre protestant. La surveillante ne s'appelait pas Mme Vadurel, elle s'appelait Mme B..., et avait une fille nommée Aurore. Une de ses voisines de lit n'était autre qu'une de ses anciennes patronnes, et parce qu'elle avait les yeux noirs (!), la malade s'imaginait qu'elle lui cachait son enfant dans son lit et qu'elle le nourrissait!

Elle trouvait que toutes les femmes dessinées sur les tableaux de l'infirmerie lui ressemblaient.

Les noms et qualités qu'elle attribuait à chacun n'étaient pas toujours les mêmes. Ainsi elle déclare aujourd'hui qu'elle nous prenait non seulement pour un prêtre protestant, mais aussi pour un oculiste qui l'aurait opérée pour un strabisme. Or, la malade n'a jamais eu de strabisme ; elle connaît seulement une jeune fille qui en est affectée. Elle supposait encore que nous étions son frère.

On voit par là que chaque erreur d'interprétation ou chaque illusion sensorielle n'entraînait chez elle qu'une conviction légère et passagère, à laquelle elle ne s'arrêtait pas et qui ne laissait aucune trace. Il existait dans les fausses perceptions la même variabilité et la même confusion que dans les idées et les représentations mentales.

Hallucinations. — Il est certain également qu'elle a éprouvé quelques hallucinations de la vue. Ainsi, à Necker et à l'asile, elle croyait fréquemment, surtout la nuit, écraser des serpents. Un jour, un homme lui apparut, comme réfléchi par les vitres de la porte de l'infirmerie. Il tenait un enfant dans ses bras. Cette apparition ne dura que quelques instants. Elle vit aussi une tête de vieillard faite « avec des draps » (*sic*).

Quant aux hallucinations de l'ouïe, elles paraissent s'être bornées à des bruits confus, comme celui de la mer, et au sifflet de bateaux.

Troubles visuels. — En outre des hallucinations de la vue, la malade a présenté des phénomènes visuels qui semblent être d'un autre ordre et tenir plutôt à un trouble fonctionnel de la vision qu'à de fausses perceptions. Il lui arrivait, en effet, de ne distinguer que la moitié ou même le quart des visages, et souvent, à la visite, elle ne nous voyait qu'un bras.

Troubles de la sensibilité générale. — Jamais, pendant toute la durée de son délire, elle n'a ressenti de douleurs ni du côté de la tête ni dans les autres parties du corps ; mais elle éprouvait parfois des sensations bizarres. « Je voyais, dit-elle, l'intérieur de ma tête comme un os dénudé, et vide en haut. La partie inférieure de mon crâne était remplie d'eau, et j'avais de l'eau dans mes veines au lieu de sang, jusqu'à l'extrémité des doigts. »

A un autre moment, il lui semblait qu'elle était « gonflée comme un ballon » (*sic*), ou bien bu'elle avait une tête énorme, comme un gros bébé.

Impressionnalité ; *hyperacousie.* — Elle nous confirme ce que nous avions déjà remarqué au sujet de son impressionnabilité. Tout l'agaçait, et le bruit des voix qu'elle entendait derrière la cloison se répercutait dans sa tête comme des « éclats de bombes » (*sic*).

Mémoire. — Tous ces détails, ainsi que ceux qui vont suivre, racontés soit verbalement, soit par écrit, prouvent que le désordre profond qui régnait dans l'esprit de la malade n'empêchait point l'exercice de la mémoire. Elle ne se souvient pas seulement des phénomènes morbides, mais d'une foule de petits faits appartenant à la vie réelle, au milieu de laquelle elle marchait comme en rêvant.

Elle n'a oublié ni l'hôpital Necker, ni la salle Delpech qu'elle avait baptisée salle Sainte-Elisabeth, ni le nombre de lits qui se trouvaient dans cette salle, ni le numéro 27 que portait le sien, ni le religieux qui était peint au-dessus de sa pancarte et qui lui parlait par signes, ni les deux infirmières qui la soignaient, l'une portant un bonnet blanc, l'autre un bonnet noir, ni le petit pinceau que l'on trempait dans du jus de citron pour lui badigeonner la bouche, ni le thermomètre que l'on plongeait dans la baignoire quand elle prenait ses bains, ni celui qui servait à prendre sa température, chose qu'elle ne comprenait cependant pas, car elle supposait qu'on lui faisait un pansement.

Nous n'en finirions pas si nous voulions enregistrer tout ce qui est resté dans sa mémoire.

Cependant, elle déclare elle-même que beaucoup de choses doivent lui échapper « car, dit-elle, c'était trop vague pour que je puisse les « raconter clairement ».

Cette persistance du souvenir nous a déjà permis de relater un certain nombre de troubles de divers ordres dont elle était incapable de rendre compte au moment même où elle les éprouvait, mais ce furent jusqu'à présent des troubles perceptifs et sensitifs.

Il est intéressant de pénétrer plus avant et de rechercher en quoi consistaient les troubles de l'idéation. Assurément nous ne pouvions demander à la malade une analyse psychologique que son degré d'instruction et d'intelligence ne comporte pas. Nous l'avons priée simplement de faire par écrit le récit de ce qu'elle avait éprouvé pendant son délire. Elle s'y est prêtée de bonne grâce et la lecture des trois narrations qu'elle nous a remises est des plus instructives.

On y remarque surtout une confusion permanente entre les faits de la vie réelle et les rêves qui hantaient son imagination soit pendant la veille, soit pendant le sommeil. On constate aussi, au milieu des rêves, l'existence de cauchemars véritables; par exemple quand elle écrit : « J'ai tournoyé rapidement dans une cave où j'ai eu peur » ou encore : « Je ne sais pas si c'est en m'endormant pour m'accoucher que j'ai « tourbillonné où glissé. Il me semble cependant que c'est à ce moment-« là. J'eus comme une sorte de vertige sur une pierre très glissante. »

Elle ajoute : « J'étais dans plusieurs endroits à la fois. » (Ce sentiment d'ubiquité appartient au rêve.) « J'étais tombée du haut d'une tour et je m'étais cassé les reins en deux. »

Le récit suivant, le premier en date, permettra de se faire une idée exacte de cette confusion dont nous venons de parler. Aussi croyons-nous devoir le transcrire exactement sans y rien changer.

Narration écrite par la malade pendant sa convalescence. Souvenirs après deux mois. — « Necker! Elysée! jours heureux? calme, je revois la « petite salle Delpech, nommée par moi salle des dépêches. Beaucoup « demonde y passait. J'avais une tête énorme, sorte de gros bébé que

« l'on admirait à travers des vitres, qui me semblaient plusieurs fois « doubles, car la salle Delpech changea. J'avais renommé ladite salle : « salle Sainte-Elisabeth, qui me rappelait la religieuse dont je fus « l'élève. On me laissait seule, mon lit près d'une fenêtre, d'où je voyais « des toits en tuiles à plat ou penchés, une sorte de drôle de navire qui « retenait d'un côté la mer noire qui, pour moi, représentait la peste et « dont j'avais peur. L'autre côté était la mer à dire vrai. Comme bruit, « un énorme bateau qui *revenait* et *repartait* à l'étranger. J'entendais « le sifflet : le trajet se faisait souvent très vivement. Ceci se passait à « ma droite, c'était pour moi le bruit des équipages.

« En face, quand je regardais, j'apercevais une maison à louer avec des « arbres qui séchaient et qui n'avaient pas l'air d'être naturels. Le temps « était beau, je voyais très bien un navire qui venait de ce côté vers « moi. Parmi les passagers étaient plusieurs femmes, des parents, une « cousine dont le père, qui est mon parrain, venait faire des décors de « peinture dans la salle où j'étais. La nuit, les ombres chinoises des lits le « guidaient. Il avait aussi pour mannequins, un bureau noir, un lion, je « crois, et un loup, *le tout en bois*. Il y avait six lits avec entourages « verts, numérotés. J'avais le 27.

« Ce qui fixait encore mon attention, c'était un gros tonneau ou forme « de tonneau peint en vert. J'ai su après que c'était le calorifère.

« Devant était un petit bureau, et la surveillante, après m'avoir pansée « ou pris ma température (chose dont je ne me rends pas bien compte « car j'étais attachée), venait écrire à ce bureau.

« Elle était assise sur un fauteuil qui me paraissait bizarre. J'appelais « ce fauteuil : « Chocolat ».

« La jeune fille était russe, brune, mince, quelques taches de son sur « la figure. Ses écritures terminées, elle venait à moi, l'air froid mais « pas méchant. (La malade paraît confondre la surveillante et une étu- « diante russe.) Je la jugeai honnête et d'une nature droite. Elle prenait « sur une tablette au-dessus de ma tête, un verre où trempait toujours « un petit balai dans du jus de citron, je crois, m'en barbouillait bien la « bouche, ensuite me faisait boire un verre de lait tiède qui me paraissait « délicieux, en me disant : « Buvons ensemble ». Je la regardais, un pli « était toujours marqué sur son front. Elle seule touchait à une armoire « énorme qui était près de la cloison de la salle ; elle faisait du bruit « quand elle l'ouvrait, un bruit de joli meuble neuf, et *Monsieur Carnot* « appelait l'armoire en question « Palmire ».

« Nous étions également au ministère des finances à l'Elysée, et à « Necker. Madame Carnot (que je n'ai jamais vue) ressemblait, comme « physionomie colorée, à une de mes sœurs qui était venue me voir. « Du reste, il existait une tonnelle superbe qui, *toute l'année*, por- « tait des pêches et des raisins blancs de toute beauté.

« On a fait la transfusion de Madame Carnot avec ma sœur. Elles « étaient violettes toutes deux, j'en riais.

« J'en reviens à ma seconde infirmière, car j'en avais deux et me « croyais un vrai prodige. Mes cheveux étaient devenus blonds (la malade « est brune). J'appelais cette personne Marie-Ange ou des-Anges. Elle « portait un bonnet blanc, tandis que la première en avait un noir. Elle « me faisait boire avec une douceur et me donnait des noms doux comme « à un bébé. Peut-être *était-ce un effet de mon imagination* (toujours « ma tête qui travaillait du reste) ».

Citations prises dans une deuxième narration de la malade. — Après avoir « tourbillonné » et éprouvé ce qu'elle appelle une sorte de vertige, peut-être sous l'influence du chloroforme, la malade raconte ainsi les impressions qui suivirent :

« Je me trouvais habillée comme pour un bal, c'était bien drôle, car « j'avais devant et derrière moi des jeunes femmes. Nous nous ressem- « blions toutes. C'était le matin, nous éprouvions un plaisir que je ne « puis définir, nous nagions dans une sorte de sable, c'était, je crois, au « bord de la mer et nous n'étions pas mouillées cependant. C'était un ou « plusieurs lits dont nous rabattions continuellement les draps. C'était « à qui irait le plus vite. Nous riions à gorge déployée. »

Chez M. Carnot, on lui avait remis les clés pour un an. Elle était chargée de tout surveiller.

A Necker, elle se croyait tantôt à l'Élysée, tantôt dans le désert en train de ramasser la manne qui, pour elle, était de la glace en dragées.

A l'Asile, elle pensait monter au ciel à chaque instant.

Parfois des chansons lui revenaient à la mémoire et l'obsédaient. *Elle les chantait « en dedans »* (sic).

Au moment où nous l'avons vue faire la muette, elle s'imaginait qu'il y avait un secret entre elle et le pharmacien, et qu'ils se comprenaient sans se parler.

Quand, à l'hôpital Necker, elle vit son oncle peindre les murs de la salle, il était monté sur une échelle. Cette échelle lui faisait peur. Il est intéressant de souligner le langage de la malade à ce sujet. « Et « dire, ajoute-t-elle, que je ne me souvenais pas à ce moment combien « j'avais eu peur pendant ma grossesse, un jour que mon mari était « tombé d'une échelle. »

Cela prouve bien, à notre avis, que la faculté d'association des idées de même que celle des réminiscences n'étaient rien moins qu'exaltées. La malade, revenue presque à son état normal, songe à la frayeur qu'elle éprouva lors de la chute de son mari et s'étonne que l'échelle imaginaire de son oncle n'ait pas évoqué chez elle ce souvenir.

Retenons ce fait, pour nous en servir au besoin.

Fin de l'observation. — Nous pouvons considérer que la malade, depuis le 5 décembre dernier, a retrouvé pour ainsi dire le fil de ses idées. Elle est sortie de ce dédale où elle se sentait comme perdue. Les troubles de l'idéation, en un mot, ont cessé et l'état actuel de la malade, au mois de janvier 1894, offre un tel contraste avec son état antérieur du mois de novembre qu'on serait tenté de la considérer comme guérie. Nous avons vu cependant qu'il n'en est point tout à fait ainsi. L'ébranlement nerveux n'a pas encore complètement abandonné la sphère du sentiment. Il persiste de ce côté une sorte d'équilibre instable qui se traduit par une émotivité exagérée, une certaine irritabilité d'humeur et quelques tendances aux idées de persécution.

C'est dans cette disposition que la malade nous quitta, le 18 janvier dernier.

Nous conservions à ce moment-là quelque crainte au sujet d'une rechute possible, d'autant plus que les règles n'étaient pas encore revenues et que les grands soucis des mauvaises affaires apparaissaient à l'horizon.

Nous devons reconnaître avec plaisir que nos appréhensions ne furent point confirmées par la suite des événements. Durant la dernière quinzaine de janvier et pendant la première de février, l'état de la malade resta à peu près le même au point de vue nerveux. Mais, le 18 février, les règles font leur apparition. Nous trouvons la malade encore bavarde et un peu émotive.

Elle éprouve de temps en temps des bouffées de chaleur au visage. De plus, les cheveux tombent, au niveau des régions temporales. Il y a de la céphalée assez vive le soir. Une éruption confluente de plaques squameuses et cuivrées se voit sur la partie antérieure de la poitrine et sur les épaules, de même qu'un psoriasis spécial sur le cuir chevelu. La nature spécifique de ces taches ne nous paraît pas douteuse, bien qu'elles s'accompagnent de démangeaisons et malgré l'absence d'adénite cervicale. Il n'y a rien du côté de la bouche. La santé générale, à part cela, est satisfaisante. Le visage est rosé et l'embonpoint persiste. Enfin, les idées vagues de persécution paraissent avoir complètement disparu.

Vers la fin du mois de mars, une seconde visite nous permet de constater une amélioration encore plus grande. Nous n'osons dire qu'il s'agissait d'une guérison complète, car il faut toujours craindre de la part de ces malades une certaine dissimulation et, d'un autre côté, la débilité mentale du mari enlevait aux renseignements qu'ils nous donnait une partie de leur valeur. Toutefois, la malade nous parlait avec un sang-froid et un calme que nous ne lui connaissons pas encore.

13 avril 1894. Aujourd'hui, la malade se montre telle qu'elle était à sa sortie de l'asile, c'est-à-dire avec la même déséquilibration mentale, une grande irritabilité d'humeur et une tendance aux idées de persécution. Elle trouve les réflexions de ses clients « saugrenues » et souvent leurs figures ne lui reviennent pas » (*sic*). Elle les enverrait « bien promener ». Avec de pareilles dispositions, l'accueil qu'elle leur fait ne doit pas toujours être gracieux. Aussi le commerce va-t-il de plus en plus mal et augmente ses soucis. Très susceptible, elle prend tout

en mauvaise part. Elle ne peut « digérer » d'avoir été envoyée à l'asile et la façon dont elle s'exprime à ce sujet est tout à fait déraisonnable. Il y a huit jours, comme elle était retournée à la campagne, elle en revint brusquement s'imaginant qu'on voulait « *couper la tête à son mari* ».

Enfin, elle conserve toujours quelques taches spécifiques sur le corps et au cuir chevelu, et accuse des douleurs névralgiques du côté de l'oreille gauche principalement, l'appétit a diminué et l'embonpoint a fait place à un amaigrissement assez notable. En réalité, la guérison se fait attendre. L'évolution de la syphilis et la persistance de lésions rénales ne sont peut-être pas étrangères à cet état de choses.

Analyse et résumé des symptômes.

La longueur même de cette observation nous fait un devoir, si nous voulons être clair, d'en rassembler les nombreux détails en des termes concis.

Les symptômes constatés chez notre malade peuvent être groupés en deux grandes classes :

A. — *Symptômes communs*, que l'on peut rencontrer dans des états différents.

B. — *Symptômes spéciaux*, qui donnent à l'ensemble une physionomie particulière.

A. — Symptomes communs. — Ils sont peu nombreux :

1° *Symptômes physiques.* — Signalons toutefois, parmi les symptômes physiques : l'apyrexie qui nous permet de ranger le cas parmi les psychoses et de le distinguer de suite du délire aigu dit essentiel et des délires aigus secondaires, survenant pendant le cours d'une affection fébrile. Ici, l'absence complète d'élévation de température a été notée pendant tout le cours de la maladie. Deux fois seulement, le thermomètre placé dans le vagin a marqué 38° ; mais il convient de remarquer qu'à ce moment-là il existait un léger flux menstruel.

L'état saburral léger de la langue et la fétidité de l'haleine doivent également prendre place ici, car on les rencontre souvent dans la manie et dans la mélancolie.

2° *Symptômes psychiques.* — Parmi les symptômes psychiques, il est certain que les illusions et les hallucinatious n'ont pas non plus, par elles-mêmes, une signification spéciale, à moins qu'elles ne se révèlent avec des caractères particuliers, ce que nous examinerons bientôt. C'est à elles, croyons-nous, et peut-être aussi à une sorte d'affaiblissement des perceptions qu'il faut attribuer la perte de la notion des lieux et les erreurs sur les personnes.

Quant à l'altération de la notion du temps présent, elle nous paraît être le résultat complexe de l'affaiblissement de l'attention et d'un état de rêve dont nous parlerons plus loin.

B. — Symptomes spéciaux. — Les symptômes qui donnent à notre malade un aspect si curieux et si différent de celui qu'on a coutume d'observer parmi les pensionnaires des asiles, sont en assez grand nombre et méritent d'attirer notre attention.

1° *Symptômes physiques.* — Nous mentionnerons en première ligne les symptômes physiques.

L'altération des traits, la pâleur du visage, la dilatation des pupilles, l'étrangeté, le vague, la mobilité du regard, qui était comme « voilé », donnaient à la physionomie une expression tout à fait spéciale.

Les troubles que nous avons signalés du côté des organes de l'ouïe et de la vision ont aussi une certaine importance, c'était une sorte d'hémiopie d'une part, et d'autre part une hyperesthésie sensorielle rendant douloureux l'exercice de la fonction auditive.

Il semblerait, au premier abord, que l'agitation dût être rangée parmi les symptômes de la première classe, parce qu'on peut la rencontrer chez un grand nombre de malades, aliénés ou non.

Si nous l'avons réservée pour la deuxième classe, c'est qu'elle se présente ici avec des caractères spéciaux qu'il est nécessaire de mettre en relief.

A l'hôpital Necker, comme à l'asile Sainte-Anne, on a été frappé d'une sorte d'opposition ou de contraste existant entre l'absence presque constante d'agitation motrice proprement dite et le bavardage bruyant de la malade. C'est là une dissociation qu'on n'observe pas chez les maniaques, ni chez les persécutés persécuteurs quand ces derniers se livrent à leurs récriminations violentes. Chez ces deux catégories de malades, le geste suit l'idée et la parole. Nous ferons les mêmes remarques pour l'agitation de l'alcoolique, abstraction faite du tremblement.

Ici donc, point ou presque pas d'agitation motrice. Cependant une fois ou deux on a été obligé de recourir à la camisole de force. Or si l'on veut bien rechercher la cause de cette excitation passagère, on la trouvera dans l'existence d'hallucinations effrayantes. Nous avons vu que ces hallucinations s'étaient montrées relativement rares et s'étaient bornées à la vue de serpents contre lesquels la malade luttait et qu'elle croyait écraser ; de même, les périodes d'excitation ont été peu fréquentes.

Pendant le jour, la malade était tranquille ; or jamais, pendant ce temps, il ne nous a été possible de conclure à la présence d'hallucinations terrifiantes.

Il semble donc qu'il y ait plus qu'un parallélisme abstrait et fortuit dans le nombre de celles-ci et dans celui des accès d'agitation et qu'au contraire il existe entre les unes et les autres un véritable rapport de cause à effet.

L'agitation présentait, de plus, ce caractère intéressant de cesser le plus souvent par le simple isolement de la malade dans une cellule, et de faire place alors au sommeil. Ce contraste entre l'état de la malade pendant le jour et pendant la nuit est assez différent de ce qu'on observe habituellement chez les maniaques, pour que nous le soulignions en passant.

2° *Symptômes psychiques.* — Si nous passons maintenant aux symptômes psychiques spéciaux, nous avons une abondante moisson en espérance.

Bavardage. — Tout d'abord, de même que pour l'agitation motrice, nous devons rechercher ce qu'il y a de particulier dans le bavardage de la malade et en quoi il consiste essentiellement.

Nous ne reviendrons pas sur l'opposition que nous avons établie entre les deux.

La malade parlait à voix haute, à tort et à travers, d'une façon bruyante quelquefois, mais avec de longues et fréquentes interruptions, sans jamais présenter cette vivacité et cette volubilité qu'on observe chez les maniaques. Son langage ne contenait pas non plus la richesse des souvenirs, des idées et des associations d'idées de ces derniers. Il n'était ni emphatique ni déclamatoire, ne roulait jamais sur beaucoup de sujets, consistait en questions bizarres, paraissant absurdes par elles-mêmes, comme celle-ci : « Où est Marie fermée ? »

ou par les circonstances au milieu desquelles elle les posait, comme lorsqu'elle nous demandait si nous n'étions pas marié avec Émile T., et en réponses étranges, souvent sans aucun rapport avec nos questions, *bien que la malade parût réfléchir et prît son temps pour y répondre.*

Sentiments. — Les sentiments exprimés n'étaient ni la colère ni l'ambition, ni le besoin de s'épancher ou de déverser le trop-plein de ses pensées. Elle semblait, au contraire, chercher ces dernières ou s'efforcer de les bien saisir, et manifestait tantôt un étonnement mêlé de curiosité, tantôt des craintes vagues et non justifiées. Le ton dominant de la conversation était le ton interrogateur, quelquefois la frayeur ou l'anxiété.

Mémoire. — La mémoire ne paraît avoir présenté ni exagération, ni diminution. La malade ne pouvait se souvenir de son avortement, parce qu'il avait eu lieu en partie pendant le coma éclamptique, en partie pendant le sommeil chloroformique ; mais elle a fourni sur ses idées et ses impressions pendant son délire des détails assez nombreux et assez circonstanciés pour prouver que jamais la faculté de se souvenir n'avait été atteinte.

Association des idées. — Celle d'associer les idées suivant les lois ordinaires du bon sens et de la logique était, au contraire, très affaiblie. Les représentations mentales, les conceptions, les émotions apparaissaient comme au hasard dans le champ de la conscience, et c'est précisément de l'absence de tout lien naturel entre elles qu'était faite l'incohérence.

Incohérence. — Celle-ci n'était pas seulement apparente, mais réelle ; elle n'existait pas seulement pour l'observateur, mais aussi pour la malade ; elle n'était pas due à de simples élisions dans le langage, mais à de véritables solutions de continuité dans la pensée, car il n'y avait pas une abondance des images ni des idées nécessitant la suppression de quelques-unes pouvant rattacher les autres entre elles, il n'y avait pas, à proprement parler, d'excitation intellectuelle, pas plus qu'il n'y avait d'agitation motrice.

Attention. — Si nous considérons maintenant cette autre faculté que les philosophes appellent l'attention, nous la trouvons également fautive.

Pourquoi, en effet, ces réponses à côté, ou ces divagations qui suivent immédiatement une réponse juste ? pourquoi enfin cette impossibilité d'écrire une seule phrase correcte ou de lire une simple lettre, sinon parce que la malade ne pouvait fixer son esprit sur aucun sujet ?

Mais, ici encore, apparaît un phénomène particulier Tandis que la malade n'a aucun empire sur elle-même pour imprimer à ses idées une direction quelconque, elle n'en a non plus aucun pour résister à toutes les *distractions causées par les phénomènes extérieurs.* Entraînée, sollicitée de tous côtés par les impressions du dehors et par celles du dedans, elle ne leur oppose aucune barrière. De là, ce chaos de sensations et d'imaginations disparates que la moindre énergie psychique suffirait à grouper et à coordonner, mais que le manque d'énergie et l'absence totale d'initiative laissent pénétrer pêle-mêle sous l'œil de la conscience étonnée. Ce défaut de cohésion dans les idées se retrouve dans les hallucinations. De là, cette bizarrerie et cette absurdité dans les situations ; de là, aussi, cette sorte de mépris des lois de production des phénomènes dans l'espace et dans le temps, d'où naissait ce sentiment étrange et vague d'ubiquité, et qui permettait à la malade d'assister à des féeries où des années avec leurs événements se déroulaient en quelques heures.

État de rêve. — Il est impossible de ne pas comparer, comme malgré soi, cet état avec ce qui se passe dans le rêve. Aussi la comparaison a-t-elle été faite par tous les auteurs qui ont observé des faits analogues au nôtre. Nous croyons cependant devoir insister sur certaines considérations à ce sujet.

Le propre du rêve n'est pas l'hallucination. Il y a même lieu de se demander si les représentations du rêve peuvent être assimilées aux hallucinations de l'état de veille, et si elles procèdent du même état cérébral.

Nous ne pouvons, dans les limites de ce travail et sans nous écarter de notre sujet, discuter et résoudre cette question intéressante et difficile; mais il est un point qu'on nous accordera sans peine, c'est que les hallucinations de l'état de veille, même les plus intenses, respectent, en général, les notions d'espace et de temps.

Prenons comme exemple le cas d'un malade qui, pendant la nuit, voit sa cellule se transformer en un lieu rempli de flammes, et à côté de lui Napoléon Ier ou d'autres personnages. Il n'en continue pas moins à vivre dans le présent ; l'instant pendant lequel il est en proie à cette vision étrange ne se confond dans sa pensée avec aucun autre. La vision disparaît et le malade se trouve dans l'eau. C'est un supplice qui succède à un autre supplice, il s'agit d'un simple changement de tableau dont chacun a sa place dans la durée et dans l'espace. L'hallucination, en un mot, est actuelle.

Tout autre est la représentation du rêve. Notre malade était, dit-elle, « dans plusieurs endroits à la fois ». De plus, elle assistait au départ de bateaux pour l'Amérique *et à leur retour.* M. Carnot lui avait donné les clés pour un an, et la tonnelle du jardin portait, *toute l'année*, des pêches de toute beauté. Voilà le rêve. Nous croyons que c'est cela même qui le caractérise et permet de le reconnaître, à savoir le *mépris des lois de production des phénomènes dans l'espace et dans le temps.*

Mais ce n'est pas seulement aux représentations mentales qu'il imprime un cachet spécial ; c'est aussi à la succession des idées et des sentiments. L'homme rêvant n'est pas seulement un œil qui voit, c'est aussi un esprit qui pense ; mais il pense à sa façon, et autrement que pendant la veille. L'enchaînement des idées n'est pas plus rapide, il est simplement illogique, ou, plus exactement, se rompt à chaque pas. Comme les représentations mentales, les idées surgissent au hasard, sans que l'une appelle l'autre, et forment un assemblage essentiellement incohérent.

C'est ce qui eut lieu chez notre malade.

Mais n'y a-t-il entre son état mental et celui du rêve que des ressemblances ?

Nous ne pouvons, pour notre part, les assimiler complètement, car il y a des différences. Elles tiennent précisément à ce que la malade ne dort pas, et de ce qu'elle ne dort pas il s'ensuit qu'au contraire de ce qui se passe pendant le sommeil, elle est en communication avec le monde extérieur. Celui-ci lui fournit des sensations et des perceptions vraies, qu'elle transforme d'ailleurs souvent, et qui donnent lieu aux illusions. Ces impressions venues du dehors forment, avec les créations de son esprit, un mélange confus qu'elle est incapable de débrouiller elle-même.

Nous avons, en effet, insisté sur ce fait que dans ses récits elle ne sait pas démêler ce qui est le fruit de l'activité des sens de ce qui est le produit d'une imagination troublée. Et cependant, au moment où elle les écrivait, elle était revenue à la réalité. Qu'était-ce donc pendant le délire ?

A ce point de vue, nous ne pouvons mieux comparer cet ensemble de phénomènes psychiques qu'à l'état hypnagogique, ou intermédiaire entre la veille et le sommeil, pendant lequel les perceptions externes sont affaiblies, mais non éteintes, et où déjà les idées cessent de s'associer logiquement.

Demi-conscience. — Comme dans l'état hypnagogique, il existait aussi chez notre malade une demi-conscience, par laquelle elle se rendait vaguement compte du désordre qui régnait dans l'exercice de ses facultés. Cette demi-conscience se traduisait au dehors par de l'étonnement, une sorte d'émoi, et par des phrases caractéristiques comme celles-ci : « C'est moi qui suis la folle ? » ; « Je n'y suis plus » ; « Non, je crois que je la perds. »

C'est là encore une différence avec le rêve pur. L'individu qui rêve ne le sait pas. Ou bien sa conscience est tout entière la prisonnière de l'illusion, ou bien, si l'illusion n'envahit qu'une partie de la conscience, l'autre partie sommeille et se tait jusqu'au réveil.

Diagnostic.

Cette analyse symptomatique terminée, notre tâche n'est pas encore remplie. Le tableau clinique que nous venons d'observer répond-il à une forme mentale déjà décrite, et quelle est cette forme mentale ? Telle est la question que nous avons maintenant à résoudre.

De loin, après un examen rapide et superficiel, on pourrait se croire en présence d'une maniaque.

Comme dans la manie, en effet, sinon toujours, du moins par intervalles, notre malade devenait bruyante et l'on fut même obligé de l'isoler plusieurs fois. Mais le bruit et la cellule ne sont pas des éléments suffisants de diagnostic ; il faut, pour le porter, prendre en considération les symptômes dans leur ensemble.

La tranquillité habituelle que présentait Joséphine L... nous permet d'éliminer d'emblée, et sans approfondir davantage, la manie aiguë.

S'agit-il d'excitation maniaque? Nous ne le pensons pas. Prenons par exemple la définition de Falret, nous verrons que l'excitation maniaque est caractérisée par la surexcitation générale des facultés, le désordre des actes, sans trouble manifeste de l'intelligence.

Prenons maintenant notre malade, et nous constaterons qu'il n'y avait chez elle ni cette surexcitation générale des facultés, ni ce désordre des actes, et qu'au contraire il existait un trouble profond et spécial de l'intelligence, comparable à un état de rêve.

Nous nous contenterons pour le moment de cet énoncé rapide, nous réservant d'insister, dans un autre chapitre, sur les caractères différentiels nombreux existant entre la manie simple et l'affection qui nous occupe.

Avons-nous affaire à l'un de ces délires que M. Magnan et ses élèves considèrent comme caractéristiques de la dégénérescence mentale?

Sans vouloir entrer dès maintenant dans une discussion générale à ce sujet, nous ferons remarquer simplement que la dégénérescence mentale ne saurait être regardée comme une forme symptomatique unique, mais plutôt comme classe nombreuse de troubles psychiques divers, qui n'ont de commun que la souche sur laquelle ils ont pris naissance. On y trouve, en effet, des délires systématisés, des mélancolies, des manies, des démences, etc..., sans compter, l'imbécillité et l'idiotie.

Or ce que nous cherchons en ce moment, ce n'est pas une notion étiologique, ce n'est pas la nature du terrain sur lequel a germé la psychose : c'est la nature même de l'espèce morbide que nous avons sous les yeux.

Trouvons-nous donc, parmi les délires décrits chez les dégénérés, une seule espèce présentant la physionomie clinique que nous venons d'observer et qui nous permette de lui donner son nom?

Nullement.

Ainsi, les classifications ne nous offrent, à l'heure présente, aucun refuge.

Pour sortir de cet embarras, on a eu maintes fois recours à un moyen d'une grande simplicité. Il consiste à se servir du terme vague et générique de délire ou de folie, et à le faire suivre d'un qualificatif indiquant l'état organique qui a présidé à son développement. Ici, nous aurions, par ce procédé, le délire urémique, ou, pour mieux dire, *un* délire urémique. Mais la difficulté ne serait pas tranchée de cette façon Il resterait à déterminer encore de quelle forme de délire il s'agit, car il est certain qu'un certain nombre d'états mentaux différents, comme la mélancolie, le délire ambitieux, des accès de manie ou même de simples hallucinations, peuvent reconnaître la même origine.

Pour des raisons que nous indiquerons plus tard, et que nous avons déjà esquissées dans notre aperçu historique, le terme de stupidité ou de demi-stupidité ne peut non plus nous rendre aucun service.

Par contre, la description générale de la confusion mentale primitive de M. Chaslin s'applique exactement à notre observation, qui ressemble à celle que M. Seglas à publiée l'année dernière sous le même titre.

Nous n'avons donc pas à hésiter, et la conclusion qui s'impose à l'examen de notre malade est qu'il s'agit bien d'un cas de confusion mentale, au sens que M. Chaslin attache à cette dénomination. Quant à l'épithète de primitive, nous nous proposons d'examiner dans un chapitre ultérieur son opportunité.

CHAPITRE III

Deuxième malade. Analyse clinique et psychologique. Diagnostic.

OBSERVATION II, prise dans le service de la Clinique à l'asile Sainte-Anne. M. BALLET, professeur agrégé chargé de cours. (En partie personnelle.)

RÉSUMÉ. — *Pas d'antécédents héréditaires connus. Pas de troubles mentaux antérieurs. Pas de stigmates physiques ni psychiques de dégénérescence. Caractère impressionnable et irritable. Pas d'antécédents névropathiques caractérisés. Début de la maladie à la suite d'une longue suppuration survenue après l'accouchement (abcès du sein). Durée du délire : un an environ. Guérison complète.*

Céline P..., lingère, 28 ans, entrée le 1er avril 1892.

Antécédents héréditaires (renseignements fournis par le mari). — Renseignements nuls sur les grands-parents. Il n'y aurait jamais eu de dérangements cérébraux dans la famille.

Père, vivant, bien portant. Peut-être fait-il quelques excès de boisson, mais cela n'est pas certain.

Mère, morte tuberculeuse. Six frères et deux sœurs inconnus du mari. Un enfant de 2 à 3 mois.

Antécédents personnels. — Mariée depuis deux ans et demi, son mari la connaissait six mois avant le mariage.

Elle sait lire et écrire médiocrement.

Elle a toujours paru intelligente aux yeux de son mari. Comme femme de chambre, ses maîtres ont toujours été très contents d'elle. Comme ouvrière, elle était recherchée pour son travail et ses patrons s'intéressent à son sort.

Faible de caractère, elle supportait mal les ennuis et les chagrins et entrait souvent pour des motifs futiles dans de violentes colères. Dans cet état, elle n'a jamais commis d'excentricités. Jamais d'obsessions ni d'autres stigmates psychiques de dégénérescence.

Depuis sa guérison, les gardiennes du service affirment l'avoir rencontrée à des rendez-vous galants. Elle continue cependant à travailler.

Devenue enceinte en mars 1891, la grossesse a suivi son cours normal et n'a pas entraîné de modifications profondes du caractère.

L'accouchement eut lieu après trente heures de travail, sans accident et sans intervention, le 4 janvier 1892. Jamais de fausse couche.

Histoire de la maladie. — Quatre jours après l'accouchement, un abcès se déclara au sein gauche. Elle n'y prit d'abord pas garde et commença à sortir dix-sept jours après sa couche ; mais vers le milieu de février 1892, elle fut obligée de le faire ouvrir à la Charité. Durant la première semaine qui suivit cette petite opération, elle se contenta d'aller faire changer son pansement tous les deux jours, puis, comme elle s'affaiblissait et avait de la fièvre, on l'admit à l'hôpital où elle resta seize jours, c'est-à-dire jusque vers le 10 mars. Elle en sortit améliorée, mais non guérie, et conservant un pansement.

Elle avait cessé d'allaiter son enfant au bout d'un mois.

Début des troubles mentaux. — Jusqu'au 24 mars, on n'avait rien remarqué d'anormal dans sa manière d'être, sinon une extrême faiblesse. Ce jour-là, vers 5 heures de l'après-midi, elle parut contrariée et devint triste, taciturne. La nuit, elle ne dormit pas, commença à s'agiter, se leva et se promena dans la chambre, parlant beaucoup, envoyant son mari au travail, lui reprochant de ne pas gagner d'argent, de les exposer tous deux à tomber dans la misère.

Elle resta chez elle jusqu'au 1er avril, agitée nuit et jour, donnant des signes de mauvaise humeur, durant de quelques heures à une demi-journée, disant à son mari qu'elle ne voulait plus le voir, ne s'occupant plus de son enfant, ne manifestant plus aucun sentiment affectif pour les personnes qui s'intéressaient à elle. Par intervalles, elle semblait recouvrer la raison et priait les personnes avec lesquelles elle s'était montrée impolie de l'excuser.

Il lui arriva de refuser les aliments, disant qu'on voulait l'empoisonner, la faire mourir.

Enfin elle prononçait par moments des paroles incohérentes et paraît avoir éprouvé des hallucinations.

Le médecin ayant conseillé l'internement, la malade entra à Sainte-Anne avec le certificat suivant du Dr Fourrier, qui contient quelques renseignements intéressants :

« Cette malade ne reconnaît pas les personnes qui l'entourent, parents ou amis, même son enfant. Elle ne répond pas aux questions qu'on lui pose ou y répond d'une manière incohérente. Elle présente de la dilatation permanente des pupilles, de l'embarras de la parole (?), des mouvements de dislocation des mâchoires. Elle refuse les aliments ou les boissons. A côté de périodes de mutisme, de périodes d'accablement, elle a des périodes d'excitation, dans lesquelles elle se découvre, gesticule, pousse des cris de terreur, est en proie à des hallucinations. »

État actuel au moment de son entrée et les jours suivants. — Les seins contiennent encore du lait.

La malade est dans un état de demi-stupeur. La suppuration du sein gauche a persisté cinq ou six jours.

Quand son mari vient la voir, il ne peut obtenir d'elle aucune parole. Elle ne s'intéresse pas à son enfant et ne prête pas la moindre attention lorsqu'on lui en parle.

25 mai 1892 (note prise par le Dr RIEDER, interne des Asiles).

État physique. — Stigmates physiques peu appréciables. 51 centim. de pourtour de la tête.

Au niveau du sein gauche, trois cicatrices avec induration sous-jacente assez étendue.

Il n'y a plus trace de suppuration.

Battements du cœur réguliers. Pas de souffle. Pas d'hypertrophie cardiaque.

Facies très coloré.

Les deux pieds sont violacés, très œdématiés. Cet œdème ne remonte pas au delà de la cheville. Il est moins accusé en avant des malléoles qu'au niveau de la face dorsale du pied.

Le regard habituellement vague prend à de certains moments une certaine fixité : alors la malade regarde distinctement les personnes qui l'entourent.

État mental. — La malade ne dit aucune parole intelligible. On ne peut donc savoir par son langage s'il y a des conceptions délirantes.

Dans le trajet de la cellule à l'infirmerie, elle a tourné trois fois la tête comme inquiète de ce qui se passait derrière elle.

Les lèvres sont de temps en temps agitées de petits mouvements qui dénotent que la malade parle mentalement.

Lorsqu'on veut la faire marcher ou l'examiner, elle oppose une certaine résistance et contracte fortement les muscles des bras et des jambes.

Lorsqu'on la pique, elle paraît ne pas être tout à fait insensible, mais oppose à peine des mouvements de défense.

Elle refuse la nourriture et l'on est obligé de l'alimenter à la sonde.

Elle paraît avoir eu des hallucinations. Elle a vu son mari pendu à une tringle dans sa cellule.

10 juin 1892 (note écrite par M. BALLET). — La malade mange bien quand c'est Mlle L... (malade du service) qui la fait manger.

Elle ne consent à accepter la nourriture ni de la surveillante, ni de l'infirmière, et l'accepte des malades.

Gâtisme.

Elle reste dans sa cellule assise ou allongée les vingt-quatre heures *et dort bien.*

Elle ne dit pas un mot. Toutefois, un jour Mlle Ch... (malade) lui ayant dit qu'elle irait lui prendre son mari qui l'abandonnerait, elle lui répondit à voix haute : « *Vous me dites des bêtises.* »

Dans les premiers jours on a entendu sortir de sa bouche : « Oui non, laissez-moi tranquille. » Une fois, elle a même plaisanté avec une autre malade et lui a dit : « *Vous devriez aller à la foire aux pains d'épices, vous seriez caissière.* »

Elle marmotte toujours à voix basse.

Elle paraît avoir eu des hallucinations de l'ouïe, mais on ne peut l'affirmer.

On lui a demandé si elle voulait sortir et elle a répondu : « Oui monsieur. » D'autres questions provoquent les paroles suivantes : « Je ne sais pas. Retirez-moi ce maillot. »

30 septembre 1892 (notes personnelles). — A partir du mois de septembre, nous avons eu nous-même l'occasion d'observer la malade.

En entrant dans le cabinet, elle s'écrie avec force et d'un air étonné : « Ha ! on va voler. » — « C'est P... (nom de la malade) qui va voler. »

Elle prononce des phrases complètes et correctes mais ne se rapportant à rien.

Elle promène tout autour d'elle un regard un peu effaré comme si, sortant d'un rêve, elle cherchait à se rendre compte de l'endroit où elle se trouve et des personnes qui l'entourent.

Elle pousse, de temps en temps, de brefs éclats de rires ou de petits cris d'oiseau effarouché, dont il est impossible de pénétrer la signification.

En voyant passer des dames dans le jardin, elle s'écrie : « Je veux aller voir ces dames aussi. »

Et un moment après : « C'est une belle chose de savoir lire. »

12 octobre. Elle entre en regardant de tous côté, d'un air égaré, étonné et moitié effrayé, et portant fréquemment les mains à sa figure d'un geste qui paraît s'accorder avec l'aspect inquiet de la physionomie.

Elle parle beaucoup quoique sans hâte et sans volubilité, prononce et articule nettement, répétant volontiers les mots qu'elle entend, mais ne *répondant pas aux questions qu'on lui pose.* Elle passe alternativement de la voix haute et forte à la voix basse et chuchotante. Elle prononce à propos de plusieurs objets qu'elle aperçoit, des phrases incohérentes précédées des petits cris : « Ha ! Ho ! »

Ainsi elle dit en voyant le feu de la cheminée : « Ha ! du feu, du feu, et il n'y a plus de pompiers. »

Et encore, apercevant un parapluie : « Parapluie, des parapluies, des parapluies, etc. »

Exemples de quelques phrases prononcées à la suite l'une de l'autre par la malade :

« Ho ! si j'étais son fils ! »

On lui demande : « De qui ? »

Elle répète : « De qui ? »

Ensuite : « Qu'est-ce que c'est ? Pourquoi fait-on des choses comme ça ? — Ha ! je ne vois plus de messieurs, je ne vois que des dames. — Qu'est-ce que j'ai donc fait pour faire venir ces messieurs ? — Ha ! elle est sale cette femme. — Est-ce qu'on vous fait promener aussi dans la rue ? — Est-ce qu'on va vous jeter par la fenêtre ? »

On la pique très fort. Elle réagit peu et s'écrie qu'on la pique à la morphine.

Elle prononce à plusieurs reprises le mot de « fièvre puerpérale ».

En résumé, toutes les impressions du dehors sont ressenties par la malade. Son attention est violemment attirée soit par la vue des objets, soit par les paroles qu'on lui adresse, mais elle ne paraît pas se rendre compte de la véritable signification de ses perceptions.

Elle ne reconnaît personne, et n'obéit pas aux ordres qu'on lui donne.

Elle mange bien et dort la nuit.

30 décembre. La malade est restée jusqu'ici dans le même état.

Elle appelle la surveillante « Madame Puerpérale » et répète souvent le nom de M. Tess...

Les mêmes phrases incohérentes lui échappent comme celles-ci :

« On va me voler aussi. »

« Je ne veux pas vous regarder, vous, parce que vous ne m'avez pas acheté de beaux habits. »

Elle répète souvent ce qu'elle entend dire à côté d'elle, bien qu'on ne s'adresse pas à elle. Ainsi, on parle sous-officier, elle dit :

« Je n'ai pas eu mon grade de sous-officier, moi. »

8 février. Depuis environ trois semaines, la malade ne gâte plus. Elle continue à dormir la nuit. L'amélioration de l'état mental est parallèle à celle de l'état physique. Bien que sa physionomie exprime encore un certain état de rêve et d'hébétude, elle paraît faire de grands efforts pour se ressaisir et l'on obtient facilement de bonnes réponses. Elle reconnaît des billets de banque et dit la somme qu'ils représentent. Elle sait qu'elle est à l'asile Sainte-Anne ; mais il ne faut pas insister beaucoup pour la faire retomber dans ses divagations.

Pour elle, les malades qui sont dans la salle commune sont des « carabins », tandis que nous, nous sommes des médecins.

« Je rêve, dit-elle, que je vais me jeter par la fenêtre parce que tout le monde m'a dit qu'on voulait me tuer. »

Elle ajoute que, tantôt, tous ces messieurs lui ont dit qu'il ne fallait pas toucher « aux sonnettes », « à l'électricité ». On fut obligé en effet de le lui défendre, car elle touchait à tout, comme les enfants.

Elle répète à chaque instant qu'elle ne doit toucher à rien parce qu'elle n'est pas chez elle, et qu'une voix du ciel le lui a dit.

« On m'a punie, dit-elle encore, parce que je n'ai pas voulu dire mon « nom. »

Les souvenirs ne sont pas encore éveillés. Elle croit être ici depuis deux ans (il y a seulement dix mois), pense être en 1892 (nous sommes en 1893), qu'elle a accouché de son bébé en 1889 et qu'il a 3 ans (son calcul est exact, mais elle a accouché il y a treize mois).

D'ailleurs les sentiments affectifs sont encore endormis. Elle ne parle ni de son mari ni de son enfant et paraît tout à fait indifférente lorsqu'on les rappelle à sa mémoire.

8 juillet. La malade est complètement guérie et rendue à la liberté.

L'amélioration constatée le 8 février a été en s'accentuant tous les jours davantage.

Au mois d'avril, il ne lui restait plus rien, qu'une sorte d'infantilisme dans le caractère, s'accusant par le ton mièvre de la conversation.

Quand on cherche à provoquer chez la malade le récit de ce qu'elle éprouvait pendant son délire, on se heurte à un oubli complet de ses actes, de ses paroles, de ses idées, de ses perceptions vraies ou fausses. Elle déclare qu'elle n'avait pas d'idées, que sa tête était vide, que d'ailleurs elle ne se rappelle rien, sinon qu'elle avait une vague conscience d'une névralgie dentaire et d'une céphalée assez vives.

Pendant son séjour à l'asile, la malade avait eu 6 fois ses règles : le 20 avril et le 31 août 1892 ; le 3 février, le 1er mars, le 6 avril et le 11 juin 1893.

Il n'y a jamais eu ni albuminurie ni glycosurie.

Tout dernièrement nous avons eu de ses nouvelles. Elle travaille comme avant sa maladie.

Résumé des symptômes. — Diagnostic.

Symptômes physiques. — Parmi les modifications organiques qui ont été notées, nous trouvons d'abord la dilatation des pupilles, puis des troubles vaso-moteurs caractérisés par la coloration vive du visage, par l'aspect violacé et le refroidissement des extrémités, par un léger œdème des membres inférieurs que ne justifient ni l'état du rein ni celui du cœur.

Il n'y a jamais eu de fièvre.

Le regard était habituellement vague.

La malade vous regardait par moments avec une certaine fixité ; mais toujours d'un air étonné, égaré, hébété, quelquefois effrayé.

Ici, comme chez la malade du chapitre Ier, il y a eu de l'agitation. Mais quels étaient ses caractères, et sa signification ? C'est ce que les détails de l'observation nous apprennent. A son entrée, le Dr Fourrier s'exprime ainsi à ce sujet : « A côté de périodes de mutisme, d'accablement, elle a des périodes d'excitation dans lesquelles elle se découvre, gesticule, pousse des cris de terreur et d'effroi, est en proie à des hallucinations. »

Ainsi, l'agitation motrice ne s'est montrée que d'une façon tout à fait accessoire et intermittente, provoquée vraisemblablement par la présence d'hallucinations terrifiantes.

La plupart du temps la malade était calme.

L'appareil musculaire n'était ni dans l'état de catatonie, ni dans celui de relâchement. La malade résistait d'une façon en quelque sorte passive aux mouvements communiqués, mais elle n'opposait pas de résistance obstinée vraiment active. Elle ne montrait aucune violence.

La sensibilité cutanée était émoussée.

Symptômes psychiques. — Parallèlement à l'absence d'agitation motrice vraiment active, nous constatons l'absence d'excitation intellectuelle.

Pendant plusieurs mois, il fut non seulement impossible d'obtenir une réponse, mais même de faire parler la malade. A part quelques phrases prononcées nettement, sans aucun embarras de la parole, elle demeurait habituellement silencieuse, remuant simplement les lèvres de temps en temps pour chuchoter un patois d'Auvergne, son pays d'origine.

Donc, pas de loquacité ni de mutisme absolu pendant les premiers mois.

Plus tard, la scène extérieure change. Un langage incohérent spécial apparaît. Ce sont des paroles décousues *provoquées par tout ce qui frappe l'attention* de la malade, par la vue de tout ce qu'elle aperçoit. Souvent les phrases demeurent incomplètes : « Parapluie, des parapluies.... », ou bien elles se bornent aux mots qu'elle entend et qu'elle répète au lieu de répondre aux questions qu'on lui pose : « De qui ? », ou encore un mot entendu donne prétexte à une phrase absurde par elle-même. Exemple : « Je n'ai pas eu mon grade de sous-officier, moi. »

Une fois elle parle d'elle à la troisième personne : « C'est P... qui va voler. »

Quand elle exprime une association d'idées, celle-ci est ordinairement d'une grande simplicité. Exemple : « Du feu... et il n'y a plus de pompiers. »

Il semble que parfois des idées délirantes traversent son esprit comme des éclairs qui disparaissent aussitôt. Exemple : « Est-ce qu'on va vous jeter par la fenêtre. »

Faut-il interpréter ainsi son refus de manger ? Nous n'y voyons aucun inconvénient ; mais nous ferons remarquer qu'elle acceptait la nourriture de la main des malades. Le costume des gardiennes et de la surveillante donnait-il lieu à des illusions ? — Peut-être. Il est certain, dans tous les cas, qu'en agissant ainsi, elle se comportait tout autrement que les mélancoliques.

En général, on ne peut rattacher ses paroles à aucun sentiment gai ou triste. Elles paraissent indifférentes. Le ton sur lequel elles sont prononcées est presque constamment celui de l'interrogation ou de l'étonnement. Quelquefois la malade a l'air inquiet, tournant la tête à plusieurs reprises pour voir ce qui se passe derrière elle. Plus souvent elle est simplement curieuse et touche à tout comme les enfants.

Ajoutons, pour terminer, qu'aucun souvenir ne lui reste après sa guérison, de tout ce qu'elle a éprouvé pendant sa maladie.

En face d'un pareil tableau symptomatique, l'aliéniste a le droit d'éprouver un embarras aussi grand qu'en présence de notre première malade.

Il ne peut être question ici d'un accès maniaque, puisqu'il n'y a ni surexcitation générale, ni intégrité apparente des facultés, ni excitation physique, à proprement parler.

On ne saurait s'arrêter non plus à l'hypothèse d'une mélancolie, car, si l'on a pu constater l'existence d'une hallucination triste, on ne peut affirmer qu'il n'y en a pas eu d'autres d'une nature toute différente. D'ailleurs, la malade n'avait ni l'immobilité et la physionomie morne et triste de la dépression, ni les trépignements de l'anxiété, ni le regard terrifié et terrifiant de la stupeur.

Son habitus extérieur et son langage lui donnent au contraire une ressemblance frappante avec la malade du chapitre Ier. Même distraction, même impossibilité d'imprimer une direction voulue à son esprit, même incohérence tranquille, mêmes alternatives *d'agitation réactionnelle* et de calme ; même étonnement, même égarement, même mobilité dans le regard et dans le langage.

Cet état mental nous paraît donc identique au fond à celui que nous avons déjà étudié.

La perte du souvenir chez la seconde malade ne nous permet pas de pousser plus loin la comparaison avec la première, et nous oblige à nous contenter, ici, de l'analyse des symptômes, au fur et à mesure de leur production et dans leur ensemble ; mais elle n'établit pas entre elles une différence essentielle.

Nous avons, en effet, insisté sur cette remarque, que le trouble fondamental de l'esprit chez la malade du chapitre Ier pouvait et devait être comparé à l'état de rêve, ou mieux, à l'état hypnagogique, qui ne diffère du premier que par l'existence des perceptions externes affaiblies et par la persistance d'une demi-conscience.

Or, si l'on se reporte à notre première analyse, on se convaincra facilement que notre seconde malade présente les mêmes troubles de l'idéation. Ils consistent surtout dans la rupture incessante de la chaîne des idées et dans le mélange confus de celles-ci avec les sensations externes perçues faiblement ou faussement.

La seule différence est qu'ici la conscience paraît tout à fait endormie, ou plus exactement complètement envahie par l'état de rêve, tandis que chez la première malade elle ne l'était que partiellement.

De là cette demi-lucidité qui faisait dire à celle-ci : « Je suis folle. Je n'y suis plus. Je la perds », et que nous n'avons pu constater chez la seconde.

De là aussi la conservation des souvenirs chez l'une et leur abolition chez l'autre.

L'intégrité partielle de la conscience constituait une sorte de témoin qui n'existe pas ici. Ce témoin pouvait, pendant le délire, affirmer comparativement l'existence de la réalité et, après le retour à la réalité, raconter les fantasmagories de l'état délirant. Son absence fait disparaître du même coup, pendant le rêve, le souvenir de l'état normal et, pendant l'état normal, le souvenir du rêve. Il formait chez la première malade un point de contact entre les deux états. Chez la seconde, ce point de contact n'existant pas, les deux états deviennent tout à fait indépendants l'un de l'autre et s'ignorent réciproquement.

D'ailleurs, il aurait suffi de constater que, chez nos deux malades, les troubles de l'idéation étaient analogues à ceux du rêve physiologique pour que personne ne fût étonné de la façon différente dont chacune en rendit compte. On sait, en effet, qu'entre l'oubli absolu de ce dernier au réveil et sa conservation nette dans la mémoire, il y a tous les intermédiaires.

De cette analyse, il résulte que l'état mental de notre dernière malade est le même que celui de la première, et que les considérations auxquelles nous nous sommes livré pour établir le diagnostic de celle-là, valent pour celle-ci.

C'est donc sous la même dénomination de confusion mentale qu'il convient de les ranger toutes les deux.

CHAPITRE IV

Troisième malade. Analyse clinique et psychologique. Diagnostic.

OBSERVATION III, prise dans le service de M. le professeur JOFFROY, à l'asile Sainte-Anne (en partie personnelle).

RÉSUMÉ. — *Hérédité connue très faible. Pas d'antécédents personnels névropathiques ni vésaniques. Pas de stigmates physiques ni psychiques de dégénérescence. Intelligence peu développée. Instruction nulle. Début du délire 1 mois après la guérison d'une variole confluente. Quatre accès successifs mensuels, séparés par des périodes d'amélioration plus ou moins grande pouvant faire croire parfois à une guérison complète. — Guérison complète au bout de 3 mois.*

Marie Pas..., 17 ans. Entrée à l'asile Sainte-Anne (service de la Clinique), le 28 septembre 1893.

Antécédents héréditaires (renseignements fournis par la malade guérie). — Grands-parents : peu connus.

Père : Cultivateur, sobre, normal.

Mère : Normale.

Un frère bien portant.

Une sœur *irritable*, n'ayant jamais eu d'attaques de nerfs.

Une sœur morte à l'âge de 2 ans (la malade ne sait pas la cause de sa mort).

Une tante maternelle a la mauvaise réputation de boire.

Antécédents personnels. — La malade n'a jamais été à l'école et ne sait ni lire ni écrire.

Réglée à 14 ans. Menstruation régulière depuis lors, sans accidents d'aucune sorte.

Pas de maladie antérieure.

Histoire du début des troubles mentaux. — La malade servait comme domestique chez une sage-femme, lorsqu'elle fut atteinte de variole vers la fin du mois de juillet 1893.

Admise à l'hôpital d'Aubervilliers, elle ne présenta, comme troubles mentaux, pendant le cours de sa variole, que du verbiage et une certaine agitation qui ne fut point d'ailleurs assez marquée pour nécessiter l'emploi de moyens contentifs.

Au bout d'un mois de séjour à l'hôpital, elle fut complètement guérie, mais elle y resta pour être employée comme infirmière.

L'appétit était bon, les règles vinrent à leur date habituelle une première fois. Tout allait bien, lorsque brusquement, en même temps que les règles apparaissaient pour la deuxième fois, la malade, sans cause morale appréciable, entra dans une agitation assez vive, de 8 heures à 11 heures du soir, pendant laquelle elle insulta sa surveillante. La nuit cependant, le sommeil fut bon.

Le lendemain elle fut conduite au dépôt de la préfecture où M. Garnier constata de l'excitation, de l'incohérence, une gesticulation bizarre (la malade désignait tous les objets qui l'entouraient et les réclamait), des rires et des pleurs alternatifs, et un état dit subfébrile.

Enfin, le 8 septembre, elle entra dans le *service de la Clinique.*

Premier accès. — Du 26 septembre au 11 octobre.

Du 28 septembre 1893 au 3 octobre. — *État physique.* — Nombreuses cicatrices de variole sur le visage. La malade mange bien, mais elle refuse l'antipyrine qu'on lui a prescrite.

État saburral des voies digestives (purgatif le lendemain de l'entrée). Gâtisme.

Les règles cessent le 29. Ce jour-là, la température vaginale est 37°,9 le matin et 38° le soir. Le lendemain, 30 septembre, la température vaginale est de 37°,8 le matin et 37°,7 le soir. A partir de ce jour, elle reste entre 37°,4 et 37°,6.

La physionomie est béate, souriante, le regard ne se fixe sur rien.

L'agitation est continuelle. La malade ne peut rester dans son lit, elle s'asseoit par terre, cherche à se déshabiller. Maintenue dans le maillot, elle arrive cependant à enlever ses bas et n'a de repos que lorsqu'elle y est parvenue.

État psychique. — On lui demande pourquoi elle retire ses bas. Elle répond : « Il faut les ôter aujourd'hui. » On lui dit de danser. Elle répond : « Oui danser, pas aujourd'hui, danser, oui ma sœur, bien ma sœur, oui ma mère ». Elle va et vient dans sa cellule, chante toujours la même chose, et ne dort pas de la nuit. Quand on l'interroge, elle répond presque invariablement : « Oui, ma sœur, non, ma sœur. »

Elle chante par moments, mais sans parler. D'autres fois elle se met à pleurer, mais peu de temps et légèrement.

Le jour de son entrée, elle parlait d'hommes, de soldats et proférait des mots orduriers. C'est le seul jour où, en dehors des interrogatoires, *on l'ait entendu prononcer des paroles incohérentes.*

5 octobre. La malade, plus calme, a chanté une partie de la nuit en prononçant cette fois des paroles.

Éruption herpétique à la lèvre inférieure et à la commissure.

Elle pleure quand on l'interroge, répond mieux aux questions, sait qu'elle n'est pas là depuis longtemps, depuis 8 jours au plus, ne se rappelle pas ce qui s'est passé, ne se déshabille plus, n'a plus d'excitation ni de gesticulations.

Le 7. Depuis deux jours, on lui fait prendre 4 gr. d'antipyrine. La première nuit, après l'administration du médicament, elle n'a pas dormi. La nuit dernière, elle a dormi 9 heures de suite, de 8 heures du soir à 5 heures du matin. Un peu d'agitation au réveil.

Aujourd'hui, elle commence à se rendre compte de sa situation. Elle mange raisonnablement.

Le 8. La malade a dormi presque toute la nuit. Elle est calme, aide à faire le ménage, répond mieux aux questions qu'on lui pose et reconnaît bien les personnes. Elle n'appelle plus tout le monde « ma sœur ».

4 gr. d'antipyrine.

Le 10. L'amélioration va en augmentant. Il n'y a plus qu'un peu d'agitation le soir, vers 11 heures.

Le 11. Aujourd'hui, très bon état.

Antipyrine 2 gr.

Fin du premier accès. — Jusqu'au 28 octobre, la malade travaille dans le service, ne manifestant qu'un peu de lenteur cérébrale et motrice, qui n'est devenue d'ailleurs appréciable que par comparaison avec ce qu'elle fut plus tard après la guérison complète.

Deuxième accès. — Du 28 octobre au 11 novembre.

Le 28. Le matin à la visite, la malade ne présentait rien d'anormal.

Vers 11 heures, comme elle était occupée à balayer la cour, elle lança tout à coup en l'air son balai et des feuilles en criant d'un air menaçant : « Allez-vous-en, f... ez-moi le camp. » Puis elle ajouta : « On m'insulte, on se f... de moi. » Après dix minutes environ, elle est tombée inerte. On l'a assise dans un fauteuil, on lui a fait prendre un potage, et elle est restée dans cet état d'inertie, les yeux grands ouverts, toute la journée. Le soir, elle étendait le bras en montrant le bec de gaz, comme si elle avait une hallucination?

Le 30. Hier elle est restée dans le même état que la veille.

Ce matin, elle ne tient pas debout, présente une résolution complète. Elle n'est nullement suggestionnable. Il n'y a pas ou presque pas d'excitabilité musculaire.

Les yeux sont grands ouverts, les pupilles dilatées, les clignotements des paupières très rares, l'œil est presque immobile, le regard vague. Cependant, quand on s'approche très près de la malade, du côté opposé où elle regarde, elle tourne lentement la tête, son regard s'attache au vôtre et demeure immobile. Si, à ce moment, on fait quelques mouvements, soit avec la tête, soit avec la main mise devant ses yeux, elle suit tous ces mouvements comme fascinée.

Après être restée une partie de la journée dans cet état cataleptoïde, elle eut des éclats de rires par intervalles et à d'autres moments proféra des mots orduriers.

Elle eut également des sortes d'impulsions par suite desquelles elle se jeta sur son édredon et s'efforça de le déchirer avec les dents. Elle arrachait les boutons de sa chemise, et se livrait à des actes de nymphomanie avec une telle fureur, qu'elle s'excoriait les parties génitales.

La nuit, elle a dormi sous l'influence d'un gramme de chloral.

Diarrhée légèrement sanguinolente; gâtisme.

Ce matin, on la trouve tranquille, dans la même attitude et avec la même physionomie que la veille, gardant un mutisme absolu, n'obéissant à aucune injonction, sauf à celle de donner la main.

Des pressions répétées dans les régions ovariennes, pectorales et au niveau des côtes, de même que la flagellation avec la serviette mouillée, ne produisent aucune modification.

Ce matin, elle a appelé son père et sa mère.

La diarrhée a presque complètement disparu.

Elle demeure dans cet état toute la journée. Dans la soirée, elle s'agite, au point qu'on est obligé de la mettre en cellule.

Elle a pris un peu de nourriture, un gramme de chloral, et a passé une *bonne nuit*.

1er et 2 novembre. De temps en temps, les jours précédents, la malade avait crié : « Papa, maman. » Ce matin, elle pousse ce cri d'une façon continue et d'une voix aigre et monotone, imitant exactement le cri de la perruche.

Toutes les tentatives faites pour découvrir un point hystérogène ou hyperesthésique sont demeurées vaines. La pression des globes oculaires ne détermine point le sommeil.

La malade dort toujours la nuit avec un gramme de chloral.

La diarrhée n'a pas reparu.

Le 3. Même état, mêmes cris rauques, monotones et assourdissants : « Papa, maman. »

L'influence de la morphine est nulle. Sept centigrammes en injections sous-cutanées, dans l'espace de trente-cinq minutes, ne produisent d'autre résultat que de rétrécir les pupilles et de faire baisser le ton de la voix, qui devient indistincte jusqu'à 3 heures de l'après-midi. A ce moment, le ton s'élève de nouveau.

Le sommeil est obtenu la nuit avec deux grammes de chloral.

Le 6. Aujourd'hui, bien que le ton criard et monotone de la voix persiste, le vocabulaire de la malade est un peu plus varié.

Livrée à elle-même, elle crie :

« S'il vous plaît maman. S'il vous plaît papa. S'il vous plaît Pauline. Oui papa, oui maman. S'il vous plaît ma fille, Mademoiselle Laure s'il vous plaît. Bonjour papa, bonjour Mlle Laure. »

Les questions qu'on lui pose ne modifient en rien son langage. En insistant un peu, on lui fait répéter d'autres mots que ceux qu'elle a l'habitude de prononcer.

On obtient d'elle une seule réponse.

Lorsqu'on lui demande comment elle s'appelle, elle répond : « Marie Pa..., s'il vous plaît. »

Malgré le bruit qu'elle fait, il n'y a pas d'agitation motrice. Elle demeure immobile, à moins qu'on ne lui donne des ordres à exécuter. Alors elle obéit, quoique avec une certaine lenteur, et sans cesser de proférer les mêmes cris. Elle accomplit les actes qui lui sont suggérés, pourvu qu'ils soient faciles à accomplir, comme ceux de fermer une porte, d'apporter un objet. Mais, s'il se présente une difficulté quelconque d'exécution, elle s'en acquitte mal. Ainsi lui donne-t-on à choisir un cahier entre plusieurs autres, quelque insistance que l'on y mette, elle les apporte tous et ne se donne pas la peine de chercher celui qu'on demande, ou bien elle en prend un au hasard.

Elle ne paraît pas reconnaître les personnes, ni comprendre toujours les questions. Par exemple, lorsqu'on lui demande de montrer M. Pactet, chef de clinique, elle apporte une chaise.

Le 7. La malade paraît prêter une plus grande attention et mieux comprendre ce qu'on lui dit. Elle donne le nom de son village, et répond par monosyllabes qu'elle ne sait ni lire ni écrire et qu'elle n'a jamais été à l'école.

Il y a donc une légère amélioration ; mais la plupart de ses réponses ressemblent encore, par leur forme et leur simplicité, aux cris des jours précédents.

Exemples :

D. — « Dis ta prière tout haut ? »

R. — « Oui, Monsieur... Pas..., s'il vous plait. »

D. — « Notre Père... »

R. — « Notre Père... »

D. — « Qui êtes aux cieux... »

R. — « Oui, Monsieur, s'il vous plait. »

Le gâtisme, qui avait cessé, s'est montré hier, dans l'après-midi, et cette nuit.

Le 8. La malade n'a pas gâté.

Le 9. — Elle récite le *Pater* en latin avec l'accent breton.

On essaye de lui faire réciter également l'*Ave Maria* en français, mais inutilement. Elle ne sait que dire : « Je vous salue Marie, Saint-Esprit. Ainsi soit-il. » Au contraire, elle le récite en latin très bien et très vite.

En somme, elle est beaucoup mieux aujourd'hui qu'avant-hier. L'amélioration s'accentue graduellement. Ses réponses sont plus rapides et plus suivies, et la physionomie n'est plus hébétée.

Elle se rappelle tout ce qui a trait à sa vie antérieure. Elle se souvient d'être venue à Sainte-Anne en voiture et d'avoir couché une nuit à la Préfecture ; mais elle ne sait presque rien de ce qui a rapport à son état de maladie, sauf qu'elle a jeté son balai au moment où elle ramassait les feuilles, lors de son deuxième accès, sans pouvoir expliquer pourquoi. De même pour les mots orduriers qu'elle a prononcés. Quant aux cris qu'elle poussait et aux actes automatiques qu'elle accomplissait, elle n'en a conservé aucun souvenir. Elle n'a conscience d'avoir éprouvé aucune hallucination. Elle déclare seulement que « ça lui tournait dans la tête ».

La mémoire du temps est encore très imparfaite. Ainsi elle se croit dans le service depuis trois ou quatre jours seulement.

Elle trouve les malades du service raisonnables.

Fin du deuxième accès. — Le 11. Herpès labial. Diarrhée et douleurs de reins. Les règles n'ont pas reparu depuis l'entrée de la malade dans le service.

L'amélioration est plus grande et ressemble à une guérison. La malade est souriante et répond très raisonnablement à toutes les questions. Elle a une notion plus exacte du temps qu'avant-hier.

Elle se souvient toujours d'avoir jeté son balai et d'avoir regardé en l'air; mais ne peut dire si, à ce moment-là, elle a éprouvé des hallucinations. Il est impossible également de trouver une idée délirante quelconque.

Elle se rappelle le lit où elle fut couchée, et qu'on lui a soufflé sur les yeux à ce moment-là. Elle se rappelle encore que, lors de son premier accès, *le bonnet noir* de la surveillante lui *faisait croire qu'elle était religieuse* et que c'était la raison qui lui faisait dire à chaque instant : « Ma sœur ».

Elle se souvient d'avoir été conduite en cellule, mais pas d'avoir eu des piqûres de morphine.

Au moment où elle a jeté son balai, elle voyait « tout tourner ».

Elle déclare qu'avant-hier, elle était encore un peu drôle.

Mlle Laure, dont elle se souvient d'avoir prononcé le nom en cellule, est une demoiselle qu'elle a connue.

Elle ne se souvient pas d'avoir prononcé le nom de Pauline, mais nous apprend qu'elle pense souvent à une malade qui s'appelle Pauline.

Cet état persiste pendant huit jours.

Troisième accès. — Du 19 novembre au 5 décembre.

Début. — Le 19 novembre, au moment de se coucher, la malade paraissait déjà un peu étrange, mais n'avait pas de délire. Elle a bien dormi la nuit.

Le lundi 20, elle parut distraite toute la journée, pendant son travail. Elle s'interrompait pour regarder devant elle et l'on était obligé de lui parler pour lui faire reprendre ses occupations. Elle répondait bien aux questions qu'on lui posait, s'exprimait convenablement et là encore ne paraissait avoir aucune idée délirante.

La nuit du lundi au mardi fut bonne. Au moment du lever, le 21 novembre, à 6 heures du matin, la malade parlait bien encore, mais avait l'air plus égarée. Au déjeuner du matin, à 7 heures et demie, elle paraissait ignorer où elle était et ne répondait plus quand on lui adressait la parole.

État. — Le 21. A la visite du matin, elle dit d'une façon pour ainsi dire rythmique : « Mademoiselle Louise, s'il vous plaît... Mademoiselle Louise, s'il vous plaît. »

Sur la demande qu'on lui fait, elle répète les mots : « Bonjour, monsieur », auxquels elle ajoute d'elle-même : « Monsieur médecin. »

On lui donne une dragée, elle la prend et dit : « Merci, monsieur. »

En regardant la surveillante, elle se met à répéter continuellement : « Maman, maman, maman... », d'une façon monotone et rythmique, et continue indéfiniment. Mais il est facile, sinon de la faire taire, du moins de lui faire varier un peu son vocabulaire, en lui soufflant n'importe quel mot à l'oreille ; elle se saisit alors de ce mot et le substitue à celui qu'elle avait sur les lèvres.

En lui parlant très haut, et sur un ton courroucé, on parvient à lui faire exécuter quelques actes très simples.

Par exemple, si on lui dit plusieurs fois, avec insistance : « Va-t-en », elle s'en va lentement, le mouchoir sur la bouche, en répétant à demi-voix : « Oui, oui, maman »...... « Reviens », elle revient; « chauffe-toi les pieds », elle se chauffe les pieds; « mets tel objet à telle place », elle le fait sans se tromper, et met un bon blanc sur la cheminée et un bon bleu sur la table.

Au bout de deux ou trois minutes d'immobilité sur sa chaise, et de silence, si on lui demande le bon blanc, elle va le chercher sur la cheminée, se souvenant par conséquent de l'y avoir mis tout à l'heure, et fait de même pour le bon bleu qu'elle va chercher sur la table.

La physionomie est hébétée et demeure hébétée, quoi qu'on dise à la malade, et de quelque manière qu'on lui parle.

Pouls radial, 100; régulier.

Pas de diarrhée.

Pas de fièvre.

Le 23. Gâtisme. La malade a dormi sous l'influence de 3 gr. de chloral.

L'agitation consiste à crier à tue-tête, d'une façon continue : « Papa, pa... », « S'il vous plaît, mademoiselle Louise. »

Elle exécute les ordres qu'on lui donne, pourvu que l'exécution en soit facile, comme d'aller chercher un savon ou un parapluie qui se trouvent dans le bureau où on l'examine. Encore faut-il réitérer l'ordre plusieurs fois, sans quoi elle demeure immobile à la même place ou s'arrête en chemin, en criant : « Oui papa, oui maman », mais sans bouger.

Le 24. L'état de la malade n'a pas sensiblement changé, le gâtisme continue. On la laisse en cellule, où elle pousse à pleine gorge et à chaque seconde les cris de : « Oui, Marie. — Maman. — Bon, bonbonbon, voyons. — Allons bon. — Marie, papa. » Il est impossible d'obtenir comme réponses d'autres mots que ceux-là.

D. — « Êtes-vous malade ? »

R. — « Bon ».

D. — « Où est votre mère ? »

R. — « Oui. — Maman. — Maman. Bonjour. — Ben vrai. »

Elle répète volontiers, avec force, les mots qu'elle entend prononcer.

Elle se comporte de la même façon que les jours précédents quand on lui fait faire quelque chose. Dans l'accomplissement de tous ses actes, la lenteur des mouvements contraste singulièrement avec la promptitude et l'ardeur des cris.

La physionomie montre constamment un air béat et un sourire niais et comme figé que ne modifient ni les paroles prononcées par la malade, ni celles qu'on lui adresse.

Le 27. La malade parle de la même façon. Son langage est cependant un peu moins uniforme.

Elle entre dans le bureau en criant :

« Bonjour papa, papa Pasq... », en s'adressant à toutes les personnes qu'on lui désigne.

D. — « Où vas-tu ? »

R. — « J'vas avec maman, par là. »

D. — « Avec qui vas-tu ? »

R. — « Avec ma sœur. »

Elle dit spontanément : « Ma petite sœur, qu'est-ce qu'elle a écouté là-bas ? — Qu'est ce qu'elle a dit, donc ? — Bon, merci. — *Tu n'es pas folle aujourd'hui* cependant ? — Bon sang. — Voilà qu'elle dit merci, maintenant. — Qu'est-ce qu'elle a dit, qu'est-ce qu'elle a fait ? — Bon, merci cependant. — Ha, mes enfants, c'est ça cependant. — Bon, qu'est-ce qu'elle avait dit, donc, et puis qu'est-ce qu'elle a fait ? — Qui donc que c'était, ce papa-là. »

Remarquons que toutes ces phrases sont dites sans hâte, sans précipitation, mais à tue-tête, et que c'est en cela seulement que consiste l'agitation de la malade.

Même tendance à l'écholalie.

Gâtisme persistant, sans diarrhée.

1er Décembre. On constate aujourd'hui une grande amélioration. Plus de cris, plus de gâtisme depuis avant-hier. Elle répond d'une façon juste à toutes les questions ; mais elle prend encore M. Joffroy pour son père.

Elle sait qu'elle est à Sainte-Anne, mais pas depuis quand. Elle nous reconnaît pour nous avoir vu déjà sans savoir exactement qui nous sommes. Elle se souvient du passé antérieur à sa maladie et même de plusieurs actes qu'on lui a fait accomplir pendant son délire, comme d'aller chercher une brosse ou de mettre des cendres sur le feu ; mais ne se rappelle rien de ce qu'elle disait ou plutôt de ce qu'elle clamait.

Depuis le 26 novembre, on lui faisait prendre tous les jours 4 gr. d'antipyrine. On la supprime aujourd'hui.

Fin du troisième accès. — Le 5, la malade ne présente plus aucun trouble mental. Elle travaille dans le service à différentes choses ; mais elle conserve un certain degré d'apathie et de taciturnité, qui empêche de la considérer comme tout a fait guérie.

Quatrième accès. — Du 18 au 28 décembre.

18 décembre 1893. Les règles ne sont pas encore revenues, et ce quatrième accès paraît correspondre comme les précédents à la période menstruelle.

D'autre part, il est moins intense. La malade n'est pas agitée. Elle demeure immobile sur sa chaise très longtemps, dans l'attitude d'une personne songeuse ou recueillie. Tous les bruits qui se passent autour d'elle lui font cependant tourner la tête, et souvent un sourire niais contracte son visage et se change par moments en éclat de rire.

Par intervalles, elle demeure tellement attentive, et comme renfermée en elle-même, qu'on se demande si elle n'est pas en proie à quelque hallucination ; mais l'interrogatoire ne révèle ni hallucination, ni aucune idée délirante. Si on lui demande, en effet : « Que voyez-vous ? », elle répond : « Je vois la chaise là ? »

D. — « Voyez-vous autre chose. »

R. — « Non. »

D. — « Entendez-vous quelque chose ? »

R. — « Non. »

Comme elle prête une oreille attentive aux cris que fait entendre une malade d'un service voisin, elle déclare nettement que c'est cela même qu'elle écoute ; mais qu'à elle « on ne dit jamais rien ».

Plusieurs fois dans la journée, on lui a demandé à quoi elle pensait. Elle déclara qu'elle pensait tantôt à Mlle Pierrette (une gardienne), tantôt à Mme Pic... (malade du service).

Nous l'interrogeons avec insistance, pour savoir si elle voit son père ou sa mère, dont elle prononçait encore le nom, hier. Elle nous répond d'abord affirmativement ; mais, comme nous lui demandons : « Où est-il votre père ? », elle dit : « C'est vous. » D'ailleurs, on serait dans l'erreur si l'on prenait cette affirmation pour une conviction délirante ou pour une illusion dans le sens propre du terme, car, en poursuivant l'interrogatoire, nous nous assurons qu'elle ne nous reconnaît que pour nous avoir vu une seule fois ce matin, et, d'autre part, qu'elle ne sait pas exactement qui nous sommes, ni pourquoi nous sommes ici.

Elle sait qu'elle est à Saint-Anne, et qu'à Sainte-Anne on soigne des folles. Elle paraît avoir conscience du dérangement de son esprit.

Hier soir, comme elle répétait souvent : « papa, papa », la surveillante lui demanda, si elle allait recommencer. Elle lui fit pour réponse cette réflexion : « Mais je suis malade, madame. » Aujourd'hui nous l'interrogeons à ce sujet :

D. — « Vous êtes donc folle ? »

R. — « Mais oui je suis folle, malheureusement pour moi. »

D. — « Qu'est-ce qui vous fait dire cela ? »

R. — « Je ne sais pas. »

A un autre moment, elle répond à la même question en disant qu'elle « voit tout noir. »

D. — « Vous devenez aveugle ? »

R. — « Oui. »

Or, il est vraisemblable que cette déclaration n'est pas faite au sens propre, puisque la malade, au moment même où elle parle, distingue parfaitement tous les objets. D'un autre côté, il semble qu'elle éprouve parfois de véritables vertiges, car elle affirme plusieurs fois qu'elle voit tout tourner.

Enfin, la notion du temps est assez bien conservée et en rapport avec l'intelligence habituelle de la malade en dehors de l'état de maladie.

Anesthésie pharyngienne presque absolue.

Le 19. Même état qu'hier ; même curiosité et même attention inquiète pour tout ce qui se passe autour d'elle.

Elle se souvient de nous avoir vu hier.

Elle continue à affirmer qu'elle est folle.

On remarque aujourd'hui des contractions spasmodiques des lèvres.

Le 23. La malade va mieux. Elle répond d'une manière plus sensée. L'hébétude est moins grande. Elle prétend qu'elle n'est pas trop malade et nous remercie de nous enquérir de son état. Elle avoue cependant qu'elle n'a pas la tête encore très solide.

Elle s'occupe dans le service à différentes besognes et croit qu'elle pourrait travailler dehors.

La physionomie est encore un peu stupide, et dans la journée on a remarqué des éclats de rires sans motifs.

Fin du quatrième accès. — Guérison. — Le 28. La physionomie de la malade est plus éveillée qu'elle ne l'a jamais été depuis son entrée dans le service. Ses réponses sont rapides et correctes, en rapport avec le faible degré d'intelligence dont elle est douée. On n'observe plus aucun trouble dans les idées.

Elle travaille docilement et raisonnablement.

L'appétit et le sommeil sont excellents.

22 janvier. L'amélioration persiste et peut être considérée comme une guérison.

Apparition des règles hier, sans accidents ni complications.

Fin de mars 1894. La malade a eu ses règles à la fin de février et à la fin de mars. La guérison se maintient et permet la sortie le 28 mars.

L'antipyrine a été réduite à 2 grammes le 16 janvier, et son administration tout à fait abandonnée à la fin de ce mois.

Un dernier *examen physique* de la malade avant sa sortie, n'a permis de constater aucun stigmate d'hystérie. La sensibilité du pharynx est obtuse, la sensibilité cutanée normale.

Circonférence occipito-frontale, 0,56 centim.

Pas d'asymétrie faciale très prononcée.

Voûte palatine un peu étroite et légèrement profonde.

Analyse et résumé des symptômes. — Diagnostic.

Ce qui frappe tout d'abord dans cette observation, c'est l'intermittence des troubles mentaux et le retour régulier des accès au moment de la période menstruelle ; c'est l'absence des règles tant que dure la maladie et leur réapparition après la guérison; enfin, c'est la ressemblance parfaite des accès entre eux. Leur mode de début a cependant présenté quelques différences. Subit, à la manière d'un accès épileptique, pour le premier et le deuxième accès, il a consisté, pour les deux autres, en des prodromes caractérisés par une distraction invincible interrompant le travail à chaque instant, par une sorte d'obscurcissement des perceptions et des idées grâce auquel la malade demeurait sourde aux avertissements et dans une conscience assez claire des changements qui survenaient dans son état.

Quand on compare entre elles les quatre périodes d'état, on les trouve analogues au point de vue physique et au point de vue psychique.

Symptômes physiques. — Parmi les symptômes de la première catégorie nous parlerons de suite, pour l'éliminer, de l'état subfébrile. Nous avons vu qu'il a consisté uniquement dans une température vaginale 38°, n'ayant duré qu'un jour et ayant coïncidé exactement, comme dans la première observation, avec l'existence du flux menstruel. En réalité, pendant toute la durée de la maladie, il n'y a pas eu de fièvre.

On a noté au début un état saburral des voies digestives qui a disparu en partie après une purgation. Au début du deuxième accès et dans le cours du quatrième, la malade accusait des vertiges.

La physionomie a présenté les mêmes caractères que chez les deux malades des chapitres précédents : elle « était béate et le regard ne se fixait sur rien » ; ce sont là les expressions qu'employa M. Sollier lorsqu'il observa, le premier, la malade. Lors du second accès, nous avons remarqué l'immobilité relative du regard et des paupières et la dilatation des pupilles au début, s'accompagnant d'une résolution du système musculaire. L'absence de réaction psychique et motrice n'était cependant pas complète, puisque la malade tournait la tête et nous suivait des yeux.

Si l'on considère l'évolution de la maladie dans son ensemble, on remarquera d'une façon presque constante l'absence de toute agitation motrice. Sans parler de l'état de résolution dans lequel tomba la malade au début du deuxième accès et que nous avons signalé, elle demeurait la plupart du temps inactive et, lorsqu'elle obéissait aux ordres qu'on lui donnait, c'était toujours avec une grande hésitation et une extrême lenteur .

Nous ne devons cependant point passer sous silence l'excitation qu'elle montra au début du premier accès et pendant le second, nous y insisterons même volontiers pour en montrer les caractères particuliers. Pendant un ou deux jours, ce furent des sortes de mouvements impulsifs. La malade se jetait sur son édredon et le déchirait à belles dents, ou bien c'étaient des crises de nymphomanie furieuse pendant lesquelles elle se serait blessée si on ne l'en avait empêchée par des moyens de contention. Durant les premiers jours, elle ne voulait pas rester couchée. Pourquoi ? Était-ce pour se livrer à des courses folles, à des déambulations ou à des orgies de mouvements variés ? Pas le moins du monde. Elle s'asseyait par terre et, quand elle était habillée, faisait tous ses efforts pour retirer ses bas et ses vêtements.

C'étaient des gestes toujours semblables concourant toujours au même but comme les gestes automatiques. De là au luxe, à la vivacité, à la variété des gestes du maniaque, il y a loin.

Enfin, ce furent là de courts épisodes. Le reste du temps, le repos du système musculaire a toujours contrasté avec les cris poussés par la malade.

Cet ensemble de caractères physiques rapproche cette troisième malade des deux premières.

Symptômes psychiques. — Pour l'analyse des symptômes psychiques, l'esprit inculte de la malade et la pauvreté de ses souvenirs nous condamnent aux seules ressources de l'observation pure et simple.

Celle-ci ne nous fournit que des indices fort incertains au sujet de l'existence possible d'hallucinations. Il semble cependant que la malade ait dû en éprouver, au moment où elle jeta son balai en proférant les mots grossiers que nous avons relatés ; mais on ne saurait l'affirmer d'une façon absolue. Les expressions : « F...ez-moi le camp. On se f... de moi » pourraient n'être que le produit d'une sorte d'impulsion dans le langage accompagnant un geste impulsif, dont elles partagèrent la soudaineté.

La présence d'illusions sensorielles est tout aussi difficile à démontrer. Au moment où il eût paru tout à fait logique de les admettre, alors que la malade nous appelait son père, nous avons vu qu'elle n'entendait exprimer par là ni une conviction ni une erreur des sens, puisque, en même temps, elle déclarait qu'elle ne savait pas exactement qui nous étions et qu'elle ne nous voyait que pour la seconde fois.

Au sujet des cris de « ma sœur » qu'elle proférait souvent, la malade les croit dus à ce fait que le bonnet noir de la surveillante produisait sur elle l'effet d'une coiffure de religieuse. Mais pourquoi répétait-elle ce mot comme ceux de « papa, maman », non seulement devant tout le monde, mais même dans l'isolement de sa cellule ?

Nous n'avons donc sur l'existence d'hallucinations et d'illusions aucun renseignement précis, et cela pour plusieurs raisons que nous avons signalées plus haut. D'abord, la malade était trop peu intelligente et trop peu cultivée pour pouvoir s'observer elle-même convenablement. De plus, les troubles mentaux dont elle a souffert n'ont laissé dans son esprit que des souvenirs très effacés.

Idées délirantes. — Il en est de même des idées délirantes. Agissait-elle sous leur empire lorsqu'elle s'emporta contre sa surveillante à Aubervilliers, lorsqu'elle prononça dans le service, le premier jour, des mots grossiers incohérents, ou lorsqu'elle jeta son balai en proférant les paroles que nous avons citées ?

Cela paraît assez vraisemblable ; mais il est impossible de l'affirmer, et encore plus impossible de dire en quoi elles consistaient. Il est dans tous les cas un fait bien particulier, c'est que la malade elle-même ne peut nous renseigner à ce sujet.

Idées et langage. — D'autre part, en admettant même que l'existence de ces idées fût prouvée aux moments dont nous avons parlé, il est certain qu'elles n'ont joué qu'un rôle tout à fait secondaire et transitoire, car d'une façon presque constante, les paroles de la malade étaient indifférentes ; elles n'exprimaient ni la gaîté, ni la tristesse, ni la crainte, ni la colère ; nous devons même ajouter qu'elles semblent n'avoir jamais eu aucune signification bien nette.

Les mots : papa, maman, ma sœur, répétés à satiété et avec force, quelques réminiscences de noms de personnes jetés comme au hasard et isolément ou accompagnées de mots insignifiants par eux-mêmes et par leur accouplement, tels furent à peu près les seuls éléments de son langage, langage essentiellement monotone et insipide, qui paraît avoir été la traduction d'une grande pauvreté d'idées, et où rien ne dénotait l'existence d'un sentiment quelconque. La physionomie, en effet, gardait constamment le même masque de stupidité et aucun geste n'accompagnait la parole. Ce n'est pas tout. La facilité même avec laquelle on substituait dans les cris de la malade une expression à une autre, en même temps qu'elle empêche de songer sérieusement à l'hypothèse d'une obsession, nous montre combien c'était peu de choses pour elle qu'une idée, et combien celles qui se trouvaient dans son esprit, y étaient faiblement enracinées.

Enfin, le caractère enfantin du langage : « Papa, maman, s'il vous plaît », nous révèle, qu'à l'exemple de ce qui se passe chez les enfants, l'idée n'arrivait à la conscience que vague, imparfaitement dessinée, incomplète, et pour ainsi dire à l'état embryonnaire.

Perceptions. — Les perceptions qui nous mettent en communication avec le monde extérieur paraissent avoir été très affaiblies, mais à des degrés divers. Lorsque la malade était étendue sans mouvemement sur son lit, les exhortations les plus vives n'eurent comme effet que de lui faire donner la main. De plus, il fallait la regarder de très près, les yeux dans les yeux pour intéresser en quelque sorte son regard, le décider à se fixer sur quelque chose et y déterminer quelques mouvements.

Il semble qu'à ce moment, toute activité cérébrale fût réduite presque à néant. D'ailleurs, cet état fut de courte durée. Habituellement, la malade, quoique d'un air hébété, vous regardait. Elle accomplissait même quelques actes au commandement. Seulement, pour se faire obéir, il était nécessaire d'élever la voix sur un ton menaçant et de répéter plusieurs fois avec insistance ce qu'on voulait obtenir.

Or, pourquoi ce ton élevé du commandement provoquait-il seul l'obéissance, sinon parce que les perceptions de la malade étaient obtuses ?

Mais aussi, pourquoi était-il besoin de réitérer l'ordre si souvent? Pourquoi ne suffisait-il pas d'avoir été entendu et compris une fois pour toutes?

Voilà ce qu'il nous faut encore rechercher.

Assurément ce n'était pas la bonne volonté qui manquait à la malade, ou, pour mieux dire, elle n'opposait aucune résistance active.

A chaque sommation, elle répondait : « Oui, oui, maman, oui, papa. » Mais si, content de cette réponse, on l'abandonnait à elle-même un seul instant, elle cessait immédiatement d'agir.

Oubliait-elle alors ce qu'elle avait à faire? Non, car il suffisait de la solliciter à l'acte par des mots simples comme : « Allons, va, dépêche-toi », sans le lui rappeler, pour le lui faire accomplir, et tout en restant immobile, elle ne cessait de crier : « Oui, papa, oui maman. » D'ailleurs, la perte du souvenir ne saurait intervenir pour expliquer ses hésitations constantes, puisque nous avons vu qu'elle se rappelait parfaitement, après plusieurs minutes, à quels endroits elle avait placé un bon bleu et un bon blanc. Ce n'est donc pas la mémoire qui faisait défaut.

Il paraît évident, en considérant l'attitude de la malade, que la difficulté éprouvée pour la déterminer à un commencement d'acte tenait à deux causes : l'obtusion des perceptions d'abord, qui apportait un obstacle et un retard à la compréhension de l'ordre donné, et, en second lieu, un certain degré d'inertie passive, liée à une sorte d'engourdissement de l'activité cérébrale.

Attention. — Quant à l'interruption de l'acte commencé, il ne peut mieux s'expliquer, à notre avis, que par une attention défectueuse et à chaque instant distraite du but à atteindre.

Si nous résumons cette analyse, nous trouvons donc chez notre malade, abstraction faite des hallucinations et des illusions dont l'existence n'est pas démontrée, des perceptions confuses, des idées à peine ébauchées quoique exprimées telles quelles avec fracas, une distraction permanente et une sorte d'engourdissement physique et psychique.

Qui ne reconnaît là les caractères fondamentaux de l'état hypnagogique dont nous avons parlé dans les deux chapitres précédents? Assurément, les idées sont ici moins nombreuses et moins nettes que chez nos deux premières malades; mais dans l'état hypnagogique, elles ne sont pas nécessairement nombreuses, et le deviennent même d'autant moins que le sommeil est plus proche. En même temps qu'elles se font plus rares, elles perdent aussi de leur netteté, se réduisant à des termes vagues que l'esprit conçoit à peine, qu'il n'aperçoit en quelque sorte qu'à travers une obscurité s'épaississant de plus en plus jusqu'à ce qu'elles disparaissent dans la nuit complète.

Notre troisième malade nous présente donc les caractères de l'état hypnagogique, et par là doit être assimilée aux deux autres. Nous avons de plus constaté chez elle, comme chez la première, une sorte de demi-conscience de son état qui lui a fait dire en plein délire :

« Je ne suis pas folle aujourd'hui, cependant? »

Quant aux cris assourdissants qu'elle poussait, nous ne pouvons nous empêcher de les comparer aux actes impulsifs et automatiques dont elle nous a donné le spectacle et qui, d'ailleurs, ont été passagers. Il s'agit là d'une sorte d'impulsion de langage, instinctive, et inconsciente, dont elle n'a jamais gardé le souvenir. Ébauche d'excitation si l'on veut, mais bien différente au fond de l'excitation de la maniaque dont la malade n'avait ni la physionomie, ni les mouvements, ni l'état mental.

Au contraire, l'état psychique et l'état physique sont trop semblables à ceux que nous avons déjà étudiés dans les deux premiers chapitres pour que nous hésitions à porter ici le même diagnostic de confusion mentale.

CHAPITRE V

Quatrième malade. Analyse clinique et psychologique. Diagnostic.

OBSERVATION IV. (Personnelle.)

Nous devons à l'obligeance de M. BOUCHEREAU d'avoir pu recueillir l'observation suivante dans son service de l'asile Sainte-Anne. Les nombreux détails intéressants qu'elle présente nous engagent à la publier dans ce travail, bien que la malade soit encore en traitement.

RÉSUMÉ. — *Hérédité maternelle très chargée. Débilité mentale. Stigmates physiques de dégénérescence. Causes déterminantes multiples du délire, morales et physiques. Quatre accès mensuels paraissant correspondre à l'époque des règles absentes et séparés par des intervalles d'amélioration plus ou moins grande. — Guérison et réapparition des règles.*

Céline Ch..., 16 ans, brunisseuse. Entrée le 21 janvier 1894 à l'asile Sainte-Anne (service de M. le Dr Bouchereau).

Antécédents héréditaires (renseignements fournis par le père).

Côté paternel. — Grand-père : mort à 84 ans, accidentellement; n'a jamais présenté de troubles mentaux.
Grand'mère : morte à 78 ans de pleurésie.
Père : bien portant, un peu emporté.
Oncles : bien portants, normaux.
Deux tantes mortes jeunes, inconnues du père.

Côté maternel. — Grand-père : mort tuberculeux à 48 ans.
Grand'mère : vit encore, a été aliénée pendant un an au moment de la ménopause. A dissipé une centaine de mille francs que lui avait laissés son mari et se trouve maintenant à la charge de ses enfants.
Deux frères de la grand'mère, simples d'esprit ; l'un d'eux est même infirme et idiot.

Mère : internée à Villejuif pour la quatrième fois. Mélancolie hypochondriaque.

Trois sœurs : l'une est morte de convulsions à trois mois. Les deux autres sont vivantes : l'aînée est nerveuse, sans attaques à proprement parler ; la cadette est indocile, capricieuse, déséquilibrée.

La malade est la plus jeune et la moins intelligente.

Pas de chorée dans la famille.

Antécédents personnels. — Née à terme, la malade fut mise en nourrice et élevée au biberon. Quant elle revint de nourrice, elle fut prise de diarrhée verte et d'amaigrissement en même temps que d'une ophtalmie assez grave. Elle guérit de son athrepsie ; mais l'ophtalmie revint chaque année, jusqu'à l'âge de 9 ans.

A la connaissance du père, elle n'avait jamais souffert de convulsions.

Pas de fièvres éruptives, ni d'autre fièvres.

Mise en pension jusqu'à 12 ans, elle apprenait difficilement, et aujourd'hui elle sait lire et écrire, mais à peine compter.

En sortant de pension on essaya de lui apprendre un métier ; mais aucun ne lui convenait. Après plusieurs vaines tentatives, elle parut cependant manifester un certain goût pour celui de brunisseuse.

Réglée au mois de janvier 1893, ses règles disparurent au mois de mars ou avril de la même année, et l'on attribua leur cessation à une aventure amoureuse.

Histoire de la maladie. — Depuis cette époque, elle montra des idées de coquetterie exagérées qui lui suggérèrent des actes déraisonnables. Bien qu'elle soit plutôt mince et petite de taille, elle exerçait sur son corset des tractions violentes, et ne voulait plus manger de peur d'acquérir de l'embonpoint. Les remontrances qu'on lui fit à ce sujet furent inutiles. Le matin, avant son départ pour l'atelier, son père avait soin de bien garnir son panier de provisions pour le repas de midi ; mais quand arrivait l'heure du déjeuner chez son patron, celui-ci remarquait qu'elle ne mangeait pas et lui en demandait la raison. Elle répondait qu'elle avait mangé en route, mais il est vraisemblable qu'elle avait ou jeté ou donné ses provisions. On n'a jamais su au juste ce qu'elle en faisait. Et quand son patron lui donnait quelque argent, avec la recommandation expresse d'aller chercher de quoi déjeuner, elle prenait cet argent, sortait et revenait les mains et l'estomac vides, disant qu'elle avait mangé en chemin ce qu'elle avait acheté.

Chez elle, à table, quand on ne la surveillait pas, elle dissimulait son pain, prétendant qu'elle l'avait mangé, et le cachait ensuite sous les matelas.

Vers la fin de l'année dernière, l'idée de se marier lui hanta l'esprit et provoqua, de la part de ses sœurs et de sa mère, des railleries continuelles qui l'agacèrent et lui firent éprouver un profond chagrin. Son père ayant été obligé de faire une absence de quatre jours, il la trouva à son retour en proie au plus profond désespoir.

Premier accès. — *Le 26 décembre*, ayant été envoyée en commission, elle revint à la maison au bout de trois heures, les cheveux en désordre, la figure bouleversée, les yeux hagards, chantant et disant des paroles incohérentes.

Elle demeura ainsi, délirante, jusqu'à la fin de décembre. A cette époque, une amélioration assez considérable s'étant produite, on la mit en pension dans une maison de convalescence à Neuilly.

Elle resta dans cette maison trois semaines environ. Son état était satisfaisant et l'on espérait une guérison rapide, d'autant plus que, sous l'influence d'un traitement approprié, ses règles étaient revenues, abondantes, vers le 18 janvier 1894. Mais au bout de deux jours, vers le 20 janvier, elles cessèrent et en même temps le délire reparut plus violent qu'il n'avait été la première fois, ce qui obligea le père à reprendre sa fille.

Ce premier accès a évolué tout entier en dehors de l'asile. On avait pu garder la malade chez elle.

Récit de la malade. — Aujourd'hui, elle raconte assez bien ce qui s'est passé.

Quelques jours avant le 26 décembre, elle ne se sentait déjà plus normale, elle n'osait mettre le pied dehors sans être accompagnée de ses sœurs, parce qu'elle avait peur de se perdre, et elle s'arrêtait sur le seuil de la maison, appréhendant d'aller plus loin.

Le 26 décembre, on l'envoya rue Coustou, elle n'éprouvait, en partant rien de bizarre, mais arrivée dans la rue en question, elle eut un vertige: « Je voyais tout tourner », dit-elle, et elle ne put arriver à déchiffrer, sur le papier qu'elle tenait à la main, le numéro de la maison où elle devait se rendre.

Consciente de son trouble, elle pensa à prendre un fiacre pour rentrer chez ses parents au plus vite ; mais au lieu de monter dans la voiture, elle se mit à courir devant sans savoir pourquoi. Elle fit donc le chemin à pied. De temps en temps, elle s'arrêtait pour demander sa direction aux passants; puis, comme on mettait un certain temps pour la lui indiquer, comme, d'autre part, elle s'exprimait d'une façon singulière qui n'était pas toujours comprise, elle n'attendait pas les explications et coupait la parole aux gens qui s'efforçaient de les lui donner, en disant: « C'est bon, c'est bon, je connais. »

Nous savons dans quel état elle arriva chez elle. Elle se souvient qu'à ce moment, elle parlait peu, répondait à peine aux questions, et qu'elle ne savait plus où elle en était. « J'avais, dit-elle, la tête à l'envers. »

Deuxième accès. — Nous avons vu qu'à la maison de convalescence de Neuilly, le délire s'était montré, de nouveau, et plus intense que jamais, vers le *20 janvier 1894*.

A ce moment, la malade paraissait éprouver des hallucinations terrifiantes, car elle se cachait sous le lit et grimpait le long des rideaux. Elle était agitée nuit et jour, chantait et pleurait alternativement, ne dormait plus, ne mangeait plus et prononçait des paroles incohérentes, dépourvues de sens et toujours les mêmes. C'était : « Saint-Joseph, Sainte-Marie, Saint-Joseph c'est mon père, monsieur B. c'est mon père. »

On constata aussi des crises de nymphomanie, et un étudiant qui lui prodiguait ses soins, ayant remarqué l'absence de réaction à la douleur, prononça le mot hystérie.

Il devenait impossible de garder la malade à la maison paternelle.

C'est dans ces conditions qu'elle fut amenée à Sainte-Anne le 21 janvier.

Les renseignements suivants, que nous devons à l'amabilité de M. Bouchereau, nous montrent comment la malade se comporta dans son service pendant ce second accès (communication orale).

On observa, en général, des alternatives de stupeur profonde pendant laquelle il y avait absence absolue de réaction à tous les genres d'excitation, et de grande agitation qui nécessitait, pour déshabiller la malade, l'intervention de cinq ou six gardiennes.

Le regard vague, ne se fixait sur aucun objet.

La malade ne se rendait que très imparfaitement compte de son état, car elle racontait à son père que le jour où l'on avait dû se mettre à cinq ou six pour lui retirer ses vêtements, elle avait été martyrisée et qu'on lui avait arraché les membres.

Elle était très incohérente mais ne gâtait pas et faisait elle-même sa toilette.

L'amélioration survint brusquement le mardi gras, 6 février, à l'occasion du bal costumé de Sainte-Anne, auquel la malade assista.

A partir de ce jour, jusqu'au 21 février, elle sembla presque guérie.

Ses propres souvenirs relatifs à ce second accès sont intéressants à recueillir.

Récit de la malade. — Elle raconte qu'à Neuilly, au moment où elle retomba, elle eut des hallucinations visuelles. Elle voyait un Saint-Joseph et une Sainte-Vierge. Celle-ci était habillée de blanc comme une première communion avec une couronne blanche sur la tête au lieu de voile. Ou bien c'était un homme habillé de rouge, ressemblant à une statue d'église, avec cette différence qu'il remuait et s'approchait d'elle. Cette couleur rouge l'effrayait. Chez elle et dans le service, elle eut également différentes visions. « C'était, dit-elle, des têtes comme des têtes à massacre », ou bien de grands cadavres tout blancs, ou bien des personnages vêtus tantôt de blanc, tantôt de noir, tantôt de rouge, avec des

« figures étrangères » qui lui faisaient peur. Un homme avait une tête de singe.

Jamais elle n'a eu d'hallucinations de l'ouïe.

Indépendamment des hallucinations, elle éprouvait des frayeurs instinctives que rien ne motivait, et elle déclare que c'est sous l'empire de ces frayeurs sans motifs qu'elle se cachait sous le lit, ou grimpait aux rideaux.

Elle ajoute que, dans ses moments d'agitation craintive, elle ne pouvait souffrir la présence de personne. Les allées et venues, les conversations de ses sœurs, tout l'énervait. Au contraire, quand elle allait mieux, elle désirait avoir continuellement auprès d'elle quelqu'un pour la distraire, pour « l'amuser ».

La convalescence de ce deuxième accès prit fin brusquement le 21 février 1894, par une nouvelle invasion du délire.

Troisième accès. — A partir de ce jour (21 février) elle redevint stupide, ne répondant plus aux questions ou répondant de travers.

Le 28 février, nous avons commencé à observer la malade. Voici le résultat de notre examen :

État physique. — Circonférence de la tête (occipito-frontale) = 0,52 centim.

Strabisme léger, convergent, alternant, et léger strabisme vertical, la pupille droite étant un peu plus élevée que la gauche.

Astigmatisme myopique simple à gauche, composé à droite, avec amblyopie congénitale de ce côté. Pas de rétrécissement du champ visuel. Pas de dyschromatopsie. Pas de phénomènes de contracture. Pupilles normales. (Examen de M. Sauvineau.)

Voûte palatine étroite et profonde.

Les règles sont toujours absentes.

Analgésie généralisée. Pas de points hyperesthésiques, ni hystérogènes.

Haleine fétide. Langue humide et rosée. Gencives pâles.

La face est légèrement bouffie, tantôt pâle, tantôt rosée. Léger tremblement de la langue.

Immédiatement *après les repas*, on note de la rougeur et de la chaleur du visage, en même temps qu'une certaine fréquence et une légère irrégularité du pouls, dont les pulsations varient de 70 à 100 et des sensations d'étouffement.

Rien au cœur ni aux poumons.

Pas d'albumine ni de sucre dans l'urine.

Pas d'élévation de la température.

Le regard, vague et mobile, ne s'arrête sur aucun objet.

Les muscles de la face, et particulièrement l'orbiculaire des lèvres, sont animés de petites contractions qui donnent à la physionomie une grande variété d'expression, de temps en temps esquissant un sourire, ou au contraire prenant un air de vague tristesse, ou d'étonnement. Mais ces grimaces ne sont qu'ébauchées, ce qui les différencie à première vue de celles qu'on observe dans la chorée. On les prendrait même de loin pour des contractions fibrillaires, tandis qu'il s'agit en réalité de contractions totales.

Les mouvements, sont lents mais fréquents, indécis, maladroits. On est souvent obligé de faire manger la malade parce qu'elle renverse sur elle son assiette ou sa cuiller. Elle saisit la cuiller gauchement, la lâche et la reprend sans cesse, l'élève à mi-chemin vers sa bouche puis la replonge dans l'assiette, la vide et la remplit, la tourne et la retourne et n'arrive au but qu'après maintes hésitations. Elle prend convenablement un objet placé sur une table ; mais pour le poser elle n'attend pas qu'il ait pris contact : à une certaine hauteur au-dessus du plan de la table, elle ouvre la main toute grande et laisse retomber l'objet.

Ces troubles des mouvements pour les membres supérieurs sont encore plus évidents quand on fait écrire la malade. C'est pourquoi nous croyons utile de donner un spécimen de son écriture le 1er mars. On y verra, en négligeant pour le moment le côté psychographique, combien l'élément calligraphique est altéré par des coups de plume en forme de traits pleins ou déliés ou de points et par un changement fréquent dans la direction de chaque lettre et de la ligne dans son ensemble (1). Ce qu'on n'y trouvera pas, mais qu'il est facile de se représenter, ce sont les efforts au prix desquels la malade obtint ce déplorable résultat.

Écriture habituelle de la malade :

20 Avril

Chère ~~Papa~~ Papa

je serais bien heureuse que tu viennent me cherché
car je me trouve tres bien portante j'espira
quitant chi nous je ne retomberais plus
je termine en vous embrassant !

Ta Sœur qui taime

Céline

(1) Le mot psychographie a été employé pour la première fois par M. le professeur Joffroy dans ses cours (1893-94) pour exprimer le contenu de l'écriture, par opposition au mot calligraphie qui n'a rapport qu'à ses caractères extérieurs.

1er mars. — Pour écrire à son père qu'elle l'aime beaucoup et qu'elle embrasse sa mère.

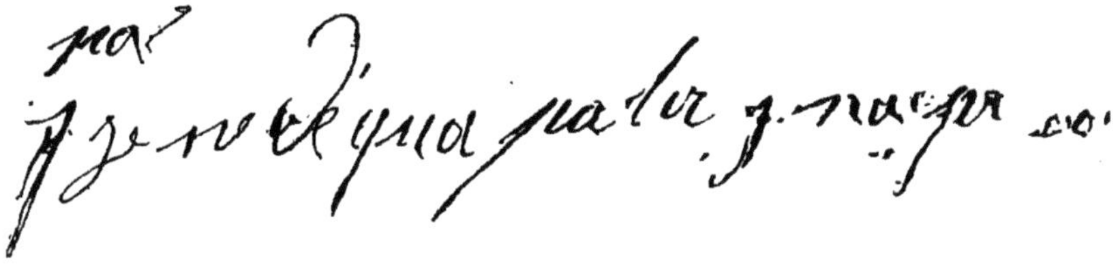

Aux membres inférieurs, les troubles moteurs sont également manifestes. La démarche est singulière. Il semble qu'au moment de faire un pas, la malade ne sache de quel pied partir. A la voir aller en zigzag, on dirait d'une personne ivre. Elle traîne les pieds et sautille en même temps, heurte souvent le bord des marches en montant un escalier. On est même obligé de la surveiller à ce moment et de la tenir par le bras pour l'empêcher de tomber. Elle se tient un peu penchée en avant, les jarrets faiblement tendus se dérobent quelquefois.

Quand elle reste debout, immobile pendant quelques instants, elle oscille latéralement.

D'ailleurs l'immobilité parfaite est impossible à obtenir. La malade ne peut rester une minute tranquille ni assise, ni couchée, ni debout, et passe sa journée à changer de place. Elle erre au hasard dans le service, allant, venant, faisant quelques pas dans une direction, puis se ravisant en quelque sorte pour obliquer à droite ou à gauche, pour retourner ou pour ramasser à terre toutes sortes d'objets, tout cela avec lenteur, une certaine indécision et d'incessantes interruptions.

Les épaules sont par moments soulevées légèrement comme dans certains tics, quoiqu'avec moins de brusquerie et moins de force.

Il n'y a pas de tremblement, ni de ces mouvements involontaires au repos, comme on en observe dans la chorée soit aux membres supérieurs, soit aux membres inférieurs. Malgré cela, cette maladresse, cette ataxie dans les mouvements volontaires, ressemble étonnamment à ce qu'on a l'habitude de voir dans cette dernière affection. Cette sorte d'inquiétude motrice, se traduisant par un besoin continuel de changer de place, s'en rapproche également. Les jeux de physionomie, dus aux contractions involontaires de tous les muscles de la face, rappellent encore davantage les grimaces des choréiques, malgré la différence que nous avons signalée et qui ne paraît résider que dans l'intensité des contractions.

De plus, il existe chez notre malade une impossibilité absolue de laisser la langue immobile hors de la bouche.

Il n'est pas jusqu'aux muscles de la respiration qui ne participent aux troubles moteurs. Celle-ci est, en effet, saccadée, irrégulière, superficielle et coupée fréquemment de longs soupirs.

Tous les muscles de l'économie paraissent donc atteints dans l'exercice régulier de leurs fonctions.

La malade se montre la même, la nuit et le jour ; elle ne dort pas et reste souvent assise sur son lit, le regard vague et interrogateur, ou bien elle se lève et se promène sans bruit et au hasard dans la salle.

Enfin on observe du gâtisme, et une grande malpropreté.

État psychique. — Quand on examine la malade en silence, on remarque, en outre des symptômes physiques que nous venons de décrire, une sorte de marmottement perpétuel, dont il est difficile d'entendre un seul mot. A plusieurs reprises cependant, on a pu saisir quelques phrases, toujours c'étaient celles-ci : « Je pourrais ou je voudrais bien partir. » — « Je voudrais bien m'en aller à Paris. »

En chuchotant ainsi, elle fait des gestes nombreux, mais vagues et doux, ondulés et embarrassés comme ceux d'un enfant. Elle nous touche légèrement le bras par derrière en disant : « Papa, maman. » Elle a l'air continuellement distrait, regarde tout autour d'elle et souvent en haut sans s'arrêter dans aucune direction. A de certains moments, elle paraît s'intéresser à ce qui se passe sous ses yeux ; mais cela ne dure pas. A d'autres moments, ce sont des petits mouvements de frayeur, comme de légers frissons aussitôt réprimés.

Le première fois qu'elle nous vit, le 28 février, elle nous prit pour son père. Le chapeau de l'interne, c'était le chapeau de son père. Les jours suivants, elle ne fit plus cette confusion et se souvint toujours de nos visites. De même, le 1er mars dans la matinée, elle se rappelait parfaitement avoir vu son père le matin, et le lendemain ce souvenir n'était pas effacé.

Malgré sa physionomie distraite, elle a l'air d'une personne qui cherche, qui travaille, qui offre une tension d'esprit continuelle. « Je suis, dit-elle, toujours à réfléchir. »

La vérité est qu'elle cherche à se ressaisir en quelque sorte elle-même, car l'interrogatoire de la malade montre que ses idées lui échappent et qu'elle est aussi maladroite dans sa pensée que dans ses mouvements. Aussi rien n'est plus difficile que d'entamer une conversation avec elle. Elle répète plusieurs fois les questions qu'on lui pose, et s'efforce d'y répondre ; mais ses réponses sont singulières. Elles se composent de phrases hachées, demeurant la plupart du temps incomplètes. Elle les commence sans pouvoir les finir. Le commencement est dit lentement comme quand on réfléchit pour être bien sûr de ce qu'on dit, il est souvent répété et, quand le dernier membre de la phrase se présente à son esprit, il se produit deux phénomènes différents des plus curieux à observer : ou bien elle le saisit pour ainsi dire au vol et l'exprime immédiatement et avec rapidité comme on se débarrasse d'un objet brûlant que l'on ne peut tenir, ou bien, au moment où elle va le saisir, elle est distraite soit par une parole intempestive de la part de l'observateur, soit par un bruit, soit par un phénomène extérieur quelconque, elle le laisse s'échapper et ne peut plus le retrouver qu'après les plus grands et les plus patients efforts. Si alors on la presse de répondre, on finit par lui arracher n'importe quelle parole qui ne se rapporte plus du tout à l'objet de la question.

Quelques exemples sont du reste nécessaires pour bien préciser en quoi consistent, chez cette petite malade, les troubles du langage et de l'idéation.

Exemple d'une conversation du 28 février (les points de suspension indiquent les pauses et les hésitations de la malade) :

D. — « Bonjour, Mademoiselle. »

R. — « Bonjour.... Monsieur....

.... (Elle marmotte entre ses dents des paroles insaisissables.).... Monsieur Papa (avec une certaine hésitation).

D. — « Vous souvenez-vous que votre père est venu vous voir ? »

R. — « Moi.... »

D. — (Même question.)

R. — « Oui. »

D. — « Y a-t-il longtemps ? »

R. — « Oui... assez. »

D. — « Combien de temps ? »

R. — « Il y a........ (Marmottement.)

.... à peu près.....

(On la presse de répondre) .... cinq ans. »

D. — « Cinq ans ? »

R. — «..... Il y a..... » (Elle pousse des soupirs saccadés comme quelqu'un qu'un long travail cérébral fatigue.)

D. — « Il y a combien de temps ? »

R. — « Il y a à peu près..... trois, quatre ans...

«..... Non y'a pas trois, quatre ans...

«...

«...

« *Suis prête à partir.* »

D. — « Qu'est-ce que vous dites tout bas ? »

R. — (Lentement, comme en rêvant.) « Nous disions... nous disions que... (*très vite*) que nous pourrions bien partir.

D. — « Entendez-vous des voix qui vous parlent ? »

R. — « ..... Pas en ce moment. »

D. — « Par moments, en entendez-vous ? »

R. — « ..... Par moments..... par moments..... (On lui répète la question plusieurs fois.) Oui encore assez. »

D. — « Qu'est-ce qu'elles vous disent ? »

R. — « ..... Elles me disent..... que je..... que j'ai.....que je m'ennuie. »

D. — « Vous vous ennuyez donc ? »

R. — (Décidée) « Ho ! non, pas en ce moment. »

D. — « Avez-vous des idées tristes ? »

R. — A un moment, elle dit non, et qu'elle est contente d'être avec quelqu'un, qu'elle aime bien avoir quelqu'un avec elle.

A un autre moment, elle répond : « Oui. »

D. — « Quelles idées tristes ? A quoi pensez-vous ? »

R. — « J'ai toujours peur de..... de..... de salir..... de moucher..... d'être toujours sale comme ça. » (Elle nous montre son tablier avec lequel elle se mouche.)

D. — « Êtes-vous contente ? »

R. — « Oui. »

D. — « Qu'est-ce qui vous fait le plus de plaisir en ce moment ? »

R. — « De..... Au chant..... »

D. — « Souffrez-vous quelque part ? »

R. — « Oui. »

D. — « Où souffrez-vous ? »

R. — « Je souffre..... je souffre..... » (Elle ne peut le dire.)

D. — « Avez-vous mal à la tête ? » (Plusieurs fois.)

R. — «..... Partir !..... quoi ? »

Le 1er mars, nous lui faisons subir l'interrogatoire suivant :

D. — « Quand est-ce que vous m'avez-vu déjà ? »

R. — « Quand je vous ai vu ?.....
..... Nous partirons..... »

D. — « En quelle année sommes-nous ? »

R. — (Elle répète deux fois la question.)

« Nous sommes en..... en dix-huit-cent..... puis, oubliant sans doute de répondre, elle prononce en marmottant des paroles que nous ne comprenons pas, et dit à demi-voix : ..... « Je suis contente de partir parce que je voudrais.... » On finit cependant, à force d'insistance, par lui faire dire l'année 1894. Ensuite elle continue à parler sans qu'on l'interroge et dit :

« Je crois que je suis..... que je suis..... »

Il faut, pour la faire achever, insister longtemps. Elle continue : «..... que je suis..... »

Enfin, très vite : « que je suis bonne fille ».

Alors, elle se redresse satisfaite et souriante.

D. — « Avez-vous encore votre mère ? »

R. — « Oui..... que je dois aller la voir, maman. »

D. — « L'aimez-vous ? »

R. — « Oui... je... je... je » (très vite) : «... Je ne la déteste pas. »

D. — « Qui aimez-vous le mieux de votre père ou de votre mère ? »

R. — « J'aime... j'aime bien les... les... les... personnes... qui... »

(Impossible de lui faire achever cette phrase.)

De temps en temps, elle commence un air de chanson en fredonnant Ha... a... a... a... a... Quelquefois elle prononce des parolos ; mais, soit qu'elle chante, soit qu'elle parle, ses phrases demeurent incomplètes.

Nous avons remarqué souvent que, vers la fin de l'interrogatoire, la malade, sans doute fatiguée, répondait moins bien ou plus mal qu'au commencement.

Il est intéressant aussi de faire observer qu'à chaque instant, pendant l'interrogatoire, la malade se levait de sa chaise et nous demandait : « Je peux partir ? » Cette veilléité constante de s'en aller, de changer de place, de partir d'ici, de là, de n'importe où pour se rendre n'importe où, comme de Sainte-Anne pour retourner chez elle, paraît s'imposer à son esprit.

D. — « A quoi pensez-vous ? »

R. — « Je pense que je pourrais bien m'en aller... un jour. »

D. — « Qu'est-ce que vous marmottez toujours ? »

R. — « Nous disions... nous disons... que nous pourrions bien partir. »

Mais en réalité cette idée n'est pas mieux formulée que les autres et répond simplement à l'état d'inquiétude physique dans lequel se trouve la malade et à son désir le plus naturel et le plus légitime.

Lui attribuer les caractères de l'idée obsédante serait commettre une erreur.

Elle n'a point, pour cela, la clarté suffisante, ni la force qui entraîne le sentiment et détermine l'action. Elle est exprimée avec les mêmes hésitations que les autres idées et ne fait naître ni tristesse, ni colère, ni projets ou tentatives d'évasion.

La douceur et la docilité sont au contraire parfaites.

De plus, bien qu'en petit nombre, d'autres idées apparaissent spontanément comme celle-ci : « Je crois que je suis bonne fille. »

Enfin il est quelquefois impossible d'en dépister aucune, comme lorsque la malade se borne à répéter :

« Que... que... que... »

S'agit-il d'une perte de la mémoire des mots, de phénomènes aphasiques?

Nous ne le pensons pas.

La malade *lit* assez bien et comprend nos questions. Elle y répond quand on sait insister suffisamment. Elle désigne tous les objets et prend tous ceux qu'on lui désigne, et nous verrons tout à l'heure que son langage écrit est la photographie exacte de son langage parlé.

Ce qui lui manque, c'est essentiellement la faculté d'associer les mots convenablement pour exprimer une idée.

Cette impuissance nous apparaît nettement dans plusieurs circonstances, entre autres quand nous lui demandons :

« Vous n'avez jamais su très bien compter? » Elle répond : « Non, j'ai jamais bien..... j'ai... jamais... su très bien compter. »

Cette simple réponse, qui peut être considérée comme le modèle de toutes les autres, est instructive. Considérez l'achoppement après le mot *bien*... Sans doute la malade aurait pu, en continuant, composer une phrase tout aussi correcte que la nôtre, en changeant l'ordre des mots. Mais elle en était incapable, ou, du moins, cette opération était trop difficile pour elle. Aussi, pour simplifier le travail, a-t-elle recours à sa mémoire, et, au lieu d'arranger les termes à sa façon, elle se reprend pour se servir de la nôtre. L'effort que lui impose l'acte du souvenir est donc moins grand pour elle que celui qu'exige une nouvelle association de termes.

Un autre exemple confirmera notre manière de voir.

D. — « Vous n'êtes donc pas à Paris ? »

R. — « Nous ne sommes pas à Paris, puisque nous sommes..... malades..... Sainte-Anne..... nous sommes à Sainte-Anne. »

Par cette réponse, on voit que les mots principaux de la phrase se présentent les premiers à l'esprit, et que la difficulté réside dans leur arrangement.

Cette remarque est l'expression même de l'observation pure. Mais si les singularités de ce langage ne sont pas dues à une lésion de la mémoire, nous pouvons, nous devons même nous demander quelle autre faculté est troublée.

Or l'étude minutieuse de notre malade, non seulement dans la teneur mais aussi dans l'accent de ses réponses, dans sa physionomie, son attitude et ses mouvements, nous amène à conclure qu'ici c'est l'attention qui fait défaut.

Observons-la et nous serons frappés de son instabilité motrice, de ses mouvements de tête incessants, de ses jeux de physionomie, de la mobilité vague de son regard, de ses gestes indécis, de ses marques d'impatience.

Si l'on se borne à l'énoncé rapide d'une question, celle-ci demeure presque toujours sans réponse. D'autre part, si les réponses que nous avons transcrites plus haut nous offrent, en même temps que les hachures, des reprises fréquentes, c'est que les sollicitations constantes de nos paroles, de nos gestes, ou même simplement de notre regard, la rappelaient constamment à leur objet.

L'interrogatoire suivant prouve que c'est ainsi qu'il convient d'interpréter le langage de la malade, et en même temps, que l'affaiblissement de la *mémoire est plus apparent que réel.*

D. — « Depuis combien de jours votre père n'est-il pas venu vous voir ? »

R. — « Depuis combien de jours ?..... depuis..... après..... je ne sais seulement pas..... deux ou trois..... »

D. — (Même question.)

R. — « Eh bien, je vous dis, il n'était venu seulement qu'hier. »

D. — « Hier ? »

R. — « Aujourd'hui. » (Exact.)

Un autre jour :

D. — « Y a-t-il longtemps que vous avez vu votre père? »

R. — « Oui. »

D. — « Combien de temps ? »

R. — « Ah !.... quinze jours. » (D'un air indifférent.)

D. — « Quinze jours ? »

R. — « Non. »

D. — « Quand est-il venu ? »

R. — « Il est venu hier. » (Exact.)

Si nous prenons maintenant la malade très améliorée, mais non complètement guérie, nous constatons encore dans les quelques lignes que nous avons données plus haut, comme type de son écriture habituelle, une distraction évidente. Elle écrit : « Mon cher papa », et signe : « Ta sœur qui t'aime. »

Assurément, de cette lettre aux réponses que nous venons de rapporter il y a loin, mais il n'y a de différence que dans l'intensité et non dans la nature du phénomène morbide qui préside aux manifestations des deux espèces de langage.

Si l'inattention de la malade s'était produite dès le commencement, dès le moment où elle prit la plume, elle n'aurait pu tracer quatre lignes ni même une seule ni même un mot, et le fait s'est d'ailleurs produit le 30 mars alors qu'elle présentait pour la quatrième fois au maximum les troubles moteurs et psychiques qui constituent la forme même de son affection. Ce jour-là, les signes ci-dessous furent l'unique expression de son langage écrit :

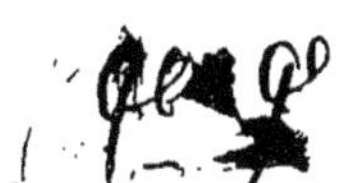

Entre cette manière d'agraphie et la correction relative de la lettre que nous venons de rappeler, il y a tous les intermédiaires dont on se fera une idée en jetant les yeux sur les fac-simile suivants :

3 mars. *Pour écrire à son père de venir la voir demain :*

Pour écrire *sous dictée à la surveillante :* « *Madame, je vous aime beaucoup.* »

Après beaucoup d'hésitation.

Mbje Mb je voisaime beaucoup.

4 mars. Écrivez à votre père que vous êtes contente d'avoir reçu sa visite.

je suis content d'avoir recu votre visite

(On voit que la malade écrit mieux quand on lui dicte une phrase toute faite que si on la lui laisse construire.)

L'analyse complète de ces altérations du langage et de l'écriture montre donc qu'elles sont le résultat d'une sorte de distraction invincible et de tous les instants.

Nous ajouterons qu'ici rien ne justifie cette distraction. On n'observe pas en effet le flux d'idées qui entraîne et captive l'attention du maniaque. Au contraire, l'habitus extérieur de notre malade aussi bien que son indigence d'idées prouve qu'il n'y a pas un atome d'excitation physique ni psychique. L'attention chez elle n'est pas *aliénée* comme chez le maniaque, elle est purement et simplement *affaiblie* ou *paralysée.*

Il est également certain qu'aux divers moments de notre examen, elle n'était ni préoccupée par des idées délirantes, ni tourmentée par des hallucinations.

Le processus morbide nous apparaît donc dans toute sa pureté et débarrassé de tout élément étranger. Il consiste essentiellement dans ce fait : *que les idées demeurent imprécises, sans formule nette* ou *sans leur expression complète.*

A quoi ce phénomène pathologique est-il dû ? Quelle fonction physiologique est atteinte ?

En vérité nous ne saurions le dire. Si nous avons employé les mots de distraction, de faiblesse ou de paralysie de l'attention, nous n'avons fait que nous servir d'une langue que tout le monde comprend et de termes qui par leur signification usuelle synthétisent d'une certaine manière l'ensemble des désordres mentaux que nous avons sous les yeux. Loin de nous la pensée d'affirmer de la sorte l'existence d'une fonction cérébrale indépendante, d'une entité physiologique distincte. Nous ne savons pas ce qu'est l'attention au point de vue physiologique. Nous prenons ce mot pour ce qu'il vaut, avec son sens vulgaire, la description dont nous l'avons fait suivre ou précéder suffisant largement pour indiquer la valeur que nous lui attribuons.

Nous ne nous sommes arrêté jusqu'ici qu'aux troubles de l'idéation. Nous les avons décrits et analysés aussi longuement que le comportaient l'intérêt, l'importance et la difficulté de leur étude.

Ils ne sont pourtant pas les seuls.

Perceptions. — L'affaiblissement des perceptions externes s'est traduit chez notre malade par une insensibilité physique absolue.

Sentiments. — Les sentiments affectifs n'ont point paru affaiblis. Les visites fréquentes de son père, les nôtres, la société des personnes du service ont toujours paru lui faire plaisir. Elle disait elle-même : « qu'elle aimait bien les personnes... qui...? », qu'elle était heureuse d'avoir quelqu'un auprès d'elle, qu'elle voudrait bien revoir son père et ses sœurs.

Hallucinations. Troubles sensoriels et de la sensibilité générale. — Nous avons déjà fait remarquer qu'au moment de nos interrogatoires, il n'y avait jamais eu d'hallucinations. Cela est vrai ; mais à d'autres moments, la malade en éprouvait mêlées à des troubles sensoriels simples et à des modifications dans la sensibilité générale.

Ainsi, le 28 février, elle nous dit qu'elle se sent grosse sans expliquer ce qu'elle comprend par là. Le 10 mars, comme nous lui demandons pourquoi elle regarde toujours son nez, elle nous dit qu'il lui paraît plus gros que sa figure. Le même jour, elle nous raconte qu'elle voit parfois des tourbillons rouges, verts, de toutes couleurs, ou bien c'est une sorte de nuage qui lui obscurcit la vue, ou encore c'est comme une poussière qui lui vient dans les yeux et dans la bouche et lui donne mauvais goût. Elle appelle cela voir « *tout en noir* ».

Quelquefois elle aperçoit des étincelles d'or qui lui font une impression agréable. Elle dit alors qu'elle voit « *tout en rose* ».

Le 5 mars, elle porte tout d'un coup la main à sa tête en disant : « Je croyais tout de suite que mes cheveux grillaient, que je n'en avais plus », puis elle explique ses sensations en disant simplement : « c'était lourd ».

Tous ces phénomènes sont passagers.

Demi-conscience. — Par intervalles elle ne se « *reconnaît plus* » et se demande à elle-même comment il se fait qu'elle soit « comme ça ».

Ajoutons pour terminer cette longue liste des symptômes psychiques que depuis son entrée dans le service, on n'a jamais surpris le moindre geste érotique.

Marche du 3e accès. — D'un jour à l'autre, les symptômes physiques et psychiques ont varié d'intensité mais non de nature. Les troubles physiques ont suivi les troubles mentaux dans leur évolution. Il était curieux de constater que la malade répondait plus facilement et plus exactement quand les mouvements de la marche et des mains devenaient plus adroits et mieux coordonnés, les contractions du visage moins fréquentes, les fonctions végétatives plus régulières, et l'analgésie moins absolue.

On peut dire que cette juxtaposition dans les phénomènes des deux ordres fut toujours à peu près exacte.

En considérant les spécimens d'écriture que nous avons donnés plus haut, on remarquera que les deux éléments calligraphique et psychographique présentent toujours des modifications parallèles en intensité.

Bien plus, les fac-simile suivants montrent que le même jour, à la même heure, l'élément moteur est d'autant moins troublé qu'on régularise mieux l'élément psychique, et que la calligraphie est meilleure quand on fixe par une dictée l'attention de la malade, que lorsqu'on l'abandonne à ses propres forces pour la composition de la phrase :

10 mars. *Pour écrire à son père de venir la voir et de lui amener ses sœurs.*

[illegible] Marthe ma sœur c
chère [illegible] Cette
[illegible]

Sous dictée :

Mon chère papa je serais très contenant de te voir
demain avec mes sœurs tu me sera bien gentil de venir

Il semble donc que le même processus qui donne lieu aux troubles moteurs, produit les troubles psychiques, et vice-versâ; il atteint en même temps la zone motrice corticale du cerveau et la zone intellectuelle.

D'un jour à l'autre, on observe pendant la durée de l'accès, des changements irréguliers dans l'intensité des phénomènes. Ainsi le 5 mars, la malade éprouvait une amélioration totale et le 6 mars son état était beaucoup moins satisfaisant. Le 10, elle ne pouvait rien faire de ses mains ; le 11, elle mangeait très proprement toute seule.

A partir du 12 mars, l'amélioration se montre plus durable. On essaye alors du traitement moral par le changement de milieu, et le 17 on permet au père de reprendre sa fille.

Le 24, nous la voyons chez elle. Aucune modification notable ne s'était produite depuis sa sortie de l'asile. Cependant elle avait pris un peu d'embonpoint. Mais les règles n'avaient pas reparu, le regard restait toujours vague, des bouffées de chaleur lui montaient au visage fréquemment, surtout après les repas; elle mettait longtemps pour faire sa toilette et pour manger, n'osait encore sortir seule; enfin son esprit s'égarait par moments.

Fin du troisième accès (24 mars 1894). — Ce jour-là fut d'ailleurs le dernier de la convalescence, car le lendemain, jour de Pâques, la malade revenait dans le service dans l'état où nous l'avions observée aux plus mauvais jours de sa maladie.

Quatrième accès. — Le quatrième accès a donc débuté le 25 mars. Nous ne pourrions décrire ce quatrième accès, sans répéter mot pour mot la description du troisième, auquel il fut semblable en tous points.

A partir du 10 avril, la malade a commencé à aller mieux.

Aujourd'hui, 26 avril, elle est assez gaie, et sa gaieté se manifeste par un visage souriant et par la satisfaction qu'elle exprime de se sentir dans un état de santé, sinon parfaite, du moins relative. On peut converser longtemps avec elle et fixer suffisamment son attention pour pratiquer l'examen ophtalmologique. Cependant, elle est encore très distraite, comme le prouve sa lettre du 20 que nous avons donnée au commencement de cette observation. Le regard est encore un peu vague et fuyant.

Elle accuse de fréquentes céphalées, quelques vertiges, surtout lorsqu'elle marche et qui la font tituber quelquefois, et des obnubilations de la vue, comme dans l'anémie cérébrale.

Enfin les règles sont toujours absentes.

Le traitement institué depuis le commencement de la maladie par M. Bouchereau, a été exclusivement tonique et fortifiant, et a consisté en douches froides quotidiennes, dans l'administration du fer et du quinquina, à laquelle on ajouta de temps en temps quelques purgatifs, pour combattre la constipation habituelle de la malade (1).

Résumé de l'observation.

Jusqu'au 26 avril, la malade a présenté quatre accès successifs, *mensuels*.

1er Accès. — Du 26 décembre 1893 au 12 janvier 1894.

Convalescence : Du 12 au 21 janvier 1894.

(1) Au moment où nous mettons sous presse nous apprenons que la malade va de mieux en mieux (4 juin), et que ses règles ont reparu le 20 mai pendant 2 jours. Nous pouvons donc la considérer comme guérie.

2e Accès. — Du 21 janvier au 6 février.

Convalescence : Du 6 février au 21 février.

3e Accès. — Du 21 février au 12 mars.

Convalescence : Du 12 au 25 mars.

4e Accès. — Du 25 mars au 11 avril.

Convalescence : Dure encore au 26 avril (1).

Prodromes et débuts. — Quelques prodromes légers, caractérisés surtout par des craintes vagues, ont annoncé le premier accès qui, malgré ces symptômes avant-coureurs, débuta soudainement par un vertige. Les autres ont présenté la même brusquerie du début et ne furent séparés que par des intervalles d'amélioration plus ou moins grande, mais non de guérison complète.

Symptômes psychiques. — Comme nous n'avons pas assisté à l'évolution du premier, nous n'avons pu en donner l'analyse complète. Les récits de la malade nous ont appris cependant quelques détails. Or comme elle paraît se souvenir de tout ce qu'elle a éprouvé pendant sa maladie, ses déclarations ont une grande importance et nous en prenons acte d'autant plus volontiers qu'elles concordent parfaitement avec les renseignements fournis par le père.

Nous savons donc de cette façon que lors de son premier accès elle avait simplement, selon son expression, « la tête à l'envers », mais pas de visions. Celles-ci n'ont fait leur apparition qu'à Neuilly au début du deuxième accès.

Nous avons vu d'autre part que les hallucinations ont respecté le sens de l'ouïe, effleuré à peine celui du goût, et atteint presque exclusivement le sens de la vue.

Nous avons pu constater qu'elles offraient un caractère variable, tantôt tristes, tantôt gaies, tantôt indifférentes, que leur existence fut éphémère, puisqu'elles se sont bornées à marquer les premiers jours du deuxième accès et qu'à partir du 28 février jusqu'au 26 avril inclusivement elles n'ont guère été représentées que par de rares impressions gustatives, et par des troubles passagers et légers du côté de la vue ou de la sensibilité générale, que la présence des hallucinations tristes a coïncidé avec la période d'agitation motrice du début du second accès.

Comme conclusion à leur sujet, nous pouvons donc dire qu'elles n'ont joué que le rôle accessoire d'un élément surajouté.

(1) Voir l'annotation au bas de la page 84.

En ce qui concerne les troubles de l'idéation proprement dite, l'étude attentive des deux derniers accès nous a fait constater leur parfaite ressemblance à cet égard et les renseignements recueillis sur les deux premiers nous portent à conclure qu'ils étaient eux-mêmes semblables aux deux derniers. Le père de la malade nous a déclaré que « c'était la même chose ; qu'elle ne parlait presque pas, sinon en « marmottant, de sorte que la plupart du temps on ne comprenait « rien, qu'elle répondait très rarement aux questions qu'on lui adres- « sait, qu'enfin elle prononçait parfois des paroles incohérentes, et « toujours les mêmes ».

On peut donc affirmer qu'elle n'a *jamais* présenté cette vivacité, cette variété et cette multiplicité des idées qui constituent essentiellement *l'excitation intellectuelle.*

D'autre part, nous avons vu que durant les deux derniers accès, les troubles de l'idéation consistaient dans la difficulté pour la malade de saisir et de formuler une idée entière, de sorte que chacune demeurait souvent à l'état d'ébauche, représentée seulement par quelques-uns de ses termes, et dans une distraction invincible qui l'empêchait de réunir les termes d'une même idée, ou plusieurs idées.

Au point de vue purement clinique, l'incohérence de la malade consistait à ne faire que des réponses à côté, ou incomplètes ou étrangères aux questions, et à répéter à voix basse ou à demi-voix à propos de tout et de rien : « Je pourrais bien sortir », et cette incohérence avait comme caractère essentiel de n'être pas accompagnée d'excitation.

Ajoutons à cela l'affaiblissement des perceptions et l'absence d'idées délirantes, et nous aurons une vue d'ensemble des troubles mentaux que la malade a présentés.

Symptômes physiques. — En résumant les symptômes physiques, nous ne reviendrons pas sur ce que avons dit au sujet de l'agitation, sinon pour répéter qu'elle ne s'est montrée qu'à titre épisodique et comme un phénomène réactionnel, dû soit aux hallucinations, soit à des craintes vagues et non motivées. Durant les deux derniers accès, la malade ressemblait plutôt, de loin, à une mélancolique, grâce à la lenteur de ses mouvements et à cette sorte de soliloquie à voix basse presque continuelle. Mais, à la différence de ce qui a lieu dans la dépression simple, le regard était, non pas morne et triste, mais vague et très mobile, et la malade éprouvait un besoin continuel de changer de place.

Ni dans les mouvements, ni dans l'attitude, ni dans la physionomie on ne pouvait non plus déceler la moindre trace d'anxiété, qui d'ailleurs n'était pas davantage dans les sentiments.

Ce qui frappait le plus, c'était *l'incoordination motrice*, la maladresse des mouvements, que nous avons trouvées analogues à celles des choréiques et de petites contractions brusques et involontaires qui ressemblaient à de véritables tics.

Tics et chorée, voilà deux expressions qui n'ont guère l'habitude de se voir associées. Rien n'était cependant plus évident et plus curieux à la fois que l'existence simultanée de ces deux ordres de troubles. Leur étendue et leur intensité n'avaient pas le degré qu'elles acquièrent dans chacun de ces deux états confirmés ; mais leur forme, leur physionomie clinique étaient les mêmes.

Pour ce qui est des tics, personne ne sera surpris de les voir surgir ici, en quelque sorte à l'état aigu ; car il est bien évident que nous sommes en présence d'une dégénérée et il est généralement admis que les tics constituent un des stigmates physiques de la dégénérescence.

En ce qui regarde les mouvements choréiques et leur signification en pathologie nerveuse, les opinions sont loin d'être univoques.

Notre maître, M. le professeur Joffroy, a soutenu cependant, le premier, qu'ils représentaient une des modalités de la dégénérescence motrice

Notre observation plaide en faveur de cette manière de voir.

Lorsque chez un même sujet, sous l'influence d'un même processus morbide, deux ordres de symptômes naissent, se développent, s'atténuent et disparaissent ensemble, c'est qu'il existe entre eux un lien d'étroite parenté et l'on ne peut nier qu'ils ne reconnaissent la même origine. Tics et mouvements choréiques sont donc de la même famille et ces derniers comme les premiers ne sont que la signature sur l'appareil moteur de l'état de dégénérescence des centres nerveux

Diagnostic.

Il nous reste une dernière tâche à remplir. Comme pour les malades qui ont fait l'objet des chapitres précédents, il faut mettre un nom sur cette photographie et se demander à quel groupe appartient notre malade.

Nous venons de dire que nous avions affaire à une dégénérée. L'astigmatisme congénital et le strabisme qui en résulte, l'étroitesse et la profondeur de la voûte palatine, mieux encore, la débilité intellectuelle avérée du sujet, l'attestent, et le développement des troubles moteurs le confirme.

Nous connaissons donc le terrain sur lequel a germé l'affection, mais cela ne nous apprend rien au sujet de la forme même de cette affection. Céline Ch... n'est pas seulement une prédisposée, une dégénérée. Comme telle, rien ne l'empêchait de vivre chez elle et à l'atelier. C'est une jeune fille entrée à Sainte-Anne pour cause de délire. Quelle est la forme de son délire?

S'agit-il d'une maniaque?

Outre qu'il serait étrange de voir un phénomène épisodique durant huit jours donner son nom à une maladie qui dure quatre mois et plus, l'agitation qu'elle a présentée au début du deuxième accès n'autorise nullement à porter le diagnostic d'agitation maniaque. Nous avons fait remarquer en effet que cette agitation était purement réactionnelle, c'est-à-dire produite par des frayeurs simples ou hallucinatoires, et non essentielle comme dans la manie où elle ne fait que traduire au dehors la surexcitation générale des facultés.

Ce n'est assurément pas du délire mélancolique, puisqu'il n'y a pas d'idées délirantes, ni de la dépression mélancolique simple, car nous avons vu qu'il n'y avait pas de dépression, c'est à-dire pas de tristesse, pas d'immobilité, pas d'aboulie à proprement parler.

Serait-ce de la mélancolie avec stupeur, dans le sens que Baillarger attache à ce mot?

Pas davantage. Si nous avons constaté la présence d'hallucinations tristes, elles se sont trouvées mélangées à des hallucinations gaies ou indifférentes et leur rôle fut aussi accessoire que leur durée fut courte.

L'impuissance où se trouvait notre malade de réunir ses idées ou les termes d'une même idée aurait pu faire penser à de la torpeur cérébrale simple ; mais ni l'attitude, ni la physionomie, ni les caractères du trouble mental ne permettent de s'arrêter à ce diagnostic. Les contractions incessantes du visage, l'impatience motrice, le marmottement continuel, les gestes nombreux, tout indiquait un travail permanent, un effort constant instinctif et spontané, tandis que ce qui caractérise la torpeur cérébrale c'est une sorte de paralysie de l'effort, une horreur profonde de l'action ; c'est une paresse invincible qui s'oppose à tout commencement d'activité psychique. Lorsque par un déploiement d'énergie suffisante le malade arrive à triompher de son inertie, ses idées sont claires, ses réponses justes et précises, il n'y a aucun désordre dans l'esprit et dans les actes.

Ici, au contraire, nous avons vu combien ce désordre était profond et qu'il était dû non pas à l'inertie, mais à des interruptions toujours renaissantes comme celles qui résultent du défaut d'attention.

Faut-il interpréter l'ensemble symptomatique que nous avons décrit dans le sens de la démence et ne voir là qu'une forme spéciale de cette dernière espèce pathologique, une démence aiguë, intermittente ?

Nous ne le pensons pas. Dans la démence, l'intelligence est atteinte dans ses forces vives, dans ses éléments constituants qui sont la mémoire et le jugement, et les sentiments affectifs sont également affaiblis. Or on ne peut dire que la mémoire chez notre malade fût diminuée puisqu'elle se souvient de tout ce qu'elle a éprouvé au plus fort de ses accès.

D'autre part, nous nous sommes suffisamment étendu sur la manière dont il convenait d'interpréter les lacunes de l'interrogatoire pour que nous nous dispensions d'y revenir.

Le dément cherche dans son esprit et n'y trouve rien, tandis que notre malade la plupart du temps ne cherche pas ou bien elle passe à côté de l'objet sans le voir. Cet objet existe cependant puisqu'avec un peu d'insistance elle le reconnaît et le saisit. Chez le dément l'objet n'existe plus, et par objet nous entendons aussi bien les souvenirs que les éléments simples de la pensée ou du jugement.

Quant aux sentiments affectifs, on se rappelle qu'ils n'ont jamais subi d'altération.

Quelle est donc cette forme mentale « qui débute par une période « hallucinatoire (2e accès), et se caractérise ensuite par un délire « confus, des mouvements incessants et sans but, et des alternatives « d'excitation passagère et de stupeur » ; dans laquelle les perceptions et l'attention sont affaiblies, les réponses incomplètes, difficiles et parfois sans aucun rapport avec les questions, où les idées comme les perceptions sont vagues, imprécises, à l'état d'ébauche, sans formule complète ?

Il n'y a qu'une description qui réponde à cet état, c'est celle de Wille, se rapportant à la Verwirrtheit, et en partie celle que Delasiauve avait consacrée à l'étude psychologique de la stupidité. Sans aucun doute, si Delasiauve vivait encore, il n'hésiterait pas à considérer notre sujet comme un type concret réalisant ses vues.

Malheureusement, comme nous l'avons fait remarquer dans notre aperçu historique, le terme de stupidité a servi à désigner, même avec Delasiauve, des états trop divers et aussi trop différents de celui de notre malade, et il n'a jamais eu une signification suffisamment précise, pour qu'il puisse nous être utile dans cette circonstance. A des états spéciaux, il faut des dénominations spéciales, et le mot stupidité ne s'applique qu'à un aspect extérieur. C'est pour cette raison que nous lui préférons celui de confusion mentale, que M. Chaslin, en France, a proposé de lui substituer dans des cas semblables.

CHAPITRE VI

Essai de synthèse.

L'étude analytique et clinique à laquelle nous nous sommes livré, nous a montré que sous des aspects extérieurs un peu différents, nos quatre malades présentaient au fond un trouble mental essentiellement de même nature, ne répondant à aucune description classique, mais se rapportant assez bien à la Verwirrtheit de Wille, à l'Amentia de Meynert, à la confusion mentale aiguë de Serbski, et à la confusion mentale primitive de Chaslin.

Nous pouvons maintenant baser sur ces quatre observations un commencement de synthèse, et rassembler en un seul tableau, les éléments constitutifs de cette nouvelle forme mentale.

ÉTIOLOGIE

1° Hérédité, prédisposition, dégénérescence. — Nos recherches multipliées des tares héréditaires chez nos quatre malades, nous ont fourni les résultats suivants : Trois fois sur quatre, nous n'avons trouvé que peu de chose : un père alcoolique chez la première, rien chez la seconde, une tante alcoolique et une sœur irritable chez la troisième.

Malgré tout le soin que nous avons donné à ces recherches, nous nous garderons bien de conclure qu'il n'y avait rien autre chose que ce que nous avons découvert. Chacun sait qu'en matière d'hérédité les renseignements négatifs n'ont qu'une valeur relative. Il faut cependant en tenir compte.

La quatrième malade nous a offert, au contraire, une hérédité maternelle des plus chargées.

Nous avons relevé, d'une façon constante, des imperfections plus ou moins grandes, soit dans le caractère, soit dans l'intelligence.

Joséphine L... a toujours été impressionnable et susceptible à l'excès; Céline P... irritable; Marie P... d'une intelligence très inférieure; quant à Céline Ch..., son état de débilité est notoire, de plus, elle présente des stigmates physiques de dégénérescence que nous n'avons pas notés chez les trois autres.

Les stigmates *psychiques* ont toujours manqué.

Malgré les défectuosités dans l'état mental, nous n'avons pas constaté de tendance particulière au délire. Il est vrai que pour Céline Ch..., âgée de 17 ans, l'occasion ne s'était pas encore montrée; mais Marie P..., pendant toute l'évolution d'une variole confluente, n'avait manifesté aucun trouble délirant. Céline P... avait pu mener à terme sa grossesse, sans éprouver de modifications du caractère, ni de perversions du goût ou du sens moral, ni d'obsessions. Joséphine L... a témoigné d'une force de résistance encore plus grande, puisqu'elle a pu traverser non seulement une seconde grossesse, mais encore une fièvre typhoïde intense, compliquée de phlébite ou de phlegmatia, et une grippe, sans délirer autrement que pendant la période aiguë de la première comme tous les typhiques, et puisqu'il a fallu, pour déterminer l'éclosion des troubles mentaux, le concours simultané de la syphilis avec son cortège de lésions de nutrition, de la néphrite gravidique avec l'auto-intoxication consécutive, et de l'éclampsie puerpérale avec les désordres nerveux qui l'accompagnent.

En résumé, la prédisposition ne nous paraît pas douteuse ; mais sa valeur comme facteur étiologique n'a été grande qu'une fois sur quatre.

Enfin nos malades étaient toutes des femmes. Nous n'avons pas encore rencontré la confusion mentale chez l'homme.

2° **Causes déterminantes.** — Les causes déterminantes, au contraire, ont toujours eu une certaine intensité : grossesse, syphilis, urémie, d'une part, suppuration prolongée pendant la lactation d'autre part ; ici une variole confluente, là, la puberté, la suppression des règles, l'anémie, les chagrins, l'inanition voulue, les troubles digestifs, respiratoires et circulatoires produits par la constriction exagérée de la base du thorax au moyen du corset.

En ce qui concerne particulièrement la menstruation, nous avons noté trois fois sa suppression pendant l'état délirant et son retour après la guérison. De plus, chez deux de nos malades le délire a évolué par poussées successives paraissant coïncider exactement avec l'époque des règles absentes.

Ce fait n'a pas lieu de nous surprendre. Il n'appartient pas en propre à l'affection qui nous occupe. Brierre de Boismont le premier a étudié, dans un mémoire couronné par l'Académie, l'influence réciproque des règles sur le délire et du délire sur les règles pour des formes mentales très diverses. Cette influence n'est d'ailleurs pas constante, puisque nous avons vu chez notre deuxième malade les règles réapparaître plusieurs fois pendant sa maladie. Elle est simplement fréquente, et détermine parfois dans l'évolution des intermittences régulières et mensuelles.

Il est une question encore à l'étude, c'est celle du rôle des auto-infections et des auto-intoxications dans la genèse des troubles mentaux.

L'état saburral des voies digestives chez nos malades et les circonstances au milieu desquelles ont surgi les désordres cérébraux donnent à penser que peut-être l'altération du sang n'a pas été étrangère à leur éclosion. Mais bien qu'il n'entre pas dans notre projet d'apporter une contribution à ce genre de recherches, nous pouvons faire remarquer que, dans l'état actuel de la science, il est impossible de voir là un élément pathogénique pouvant servir à caractériser une forme clinique spéciale. Au contraire, tous les travaux qui ont paru jusqu'ici sur ce sujet (la thèse de Chevalier-Lavaure en particulier) prouvent qu'il n'en est aucune, depuis la manie et la mélancolie jusqu'au délire mystique ou de persécution, qui ne puisse s'accompagner d'un certain degré d'embarras gastro-intestinal et de modifications de la sécrétion urinaire.

Il n'y a donc là, pour le moment du moins, qu'une cause commune dont on ne peut encore apprécier la valeur.

Si nous voulons maintenant résumer les données étiologiques fournies par nos malades, nous pouvons dire que deux facteurs se sont multipliés pour produire la confusion mentale : la prédisposition ou dégénérescence, et des causes déterminantes multiples et que, trois fois sur quatre, celles-ci ont été prépondérantes.

La multiplicité de ces dernières montre qu'il est peu naturel et peu conforme aux principes qui gouvernent les sciences naturelles de désigner une affection par la cause apparente qui lui a donné naissance. Si nous obéissions à cette tendance, nous appellerions le délire de notre première malade, délire urémique ; celui de la seconde, folie ou psychose post-puerpérale ; celui de la troisième, psychose post-variolique ; celui de la quatrième, folie de dégénérescence. D'ailleurs, en réunissant les observations semblables aux nôtres qui ont été publiées jusqu'à ce jour, nous les trouverons sous des désignations diverses, comme celles de folie rhumatismale, de psychoses post-influenziques, post-typhoïdiques, etc.

Cette méthode a pour premier inconvénient de distribuer des noms différents à des états symptomatiques identiques. Ce n'est pas le seul, car, en consultant les travaux des auteurs qui ont étudié les rapports des affections fébriles avec l'aliénation mentale, on verra non seulement que des formes mentales semblables peuvent reconnaître des causes multiples, mais encore qu'une même cause apparente peut être l'origine des maladies cérébrales les plus variées depuis le délire mystique ou de persécution jusqu'à la paralysie générale.

Ainsi les maladies infectieuses, considérées dans leur ensemble ou chacune isolément, peuvent déterminer l'apparition de tous les genres de délire.

Au contraire, chaque espèce mentale peut indifféremment se montrer à la suite d'une affection fébrile ou d'une tout autre cause, comme nos malades en font foi.

Or s'il n'y a pas de rapport nécessaire ni constant entre une manifestation morbide et un élément étiologique, celui-ci ne saurait évidemment suffire à désigner celle-là, et alors même que ce rapport constant existerait, il faudrait encore chercher par l'analyse clinique, les caractères pouvant servir à déterminer la nature des phénomènes.

SYMPTOMATOLOGIE

1° Période prodromique. — Chez nos quatre malades, quelques symptômes précurseurs ont toujours précédé l'invasion des troubles principaux.

La première, une quinzaine de jours avant sa fausse couche, manifestait de vagues appréhensions sur l'issue de sa grossesse et au sujet de la conformation de son bassin.

La troisième, la veille seulement de l'éclosion de son délire, se prit à chercher dispute à sa surveillante. (Elle était infirmière.)

La quatrième craignait de sortir seule dans la rue de peur de se perdre,

Enfin la deuxième, huit jours durant, éprouva un changement notable du caractère, un affaiblissement des sentiments affectifs, de l'insomnie, de l'excitation par intervalles, et montra quelques idées de persécution.

2° **Période d'état.** — a) *Symptômes physiques.* — Pendant toute la durée du délire, il n'y a pas eu de fièvre. Deux fois seulement, à l'occasion des règles et pendant vingt-quatre heures, la température vaginale atteignit 38°.

L'état saburral des voies digestives n'a été noté que dans ces deux cas.

Trois fois sur quatre, les pupilles ont été très dilatées. Nons n'avons pas constaté d'inégalité pupillaire ni d'affaiblissement des réflexes à la lumière et à l'accommodation.

Nous avons longuement analysé l'habitus extérieur et insisté sur ce fait que l'agitation motrice était rare, passagère, en rapport soit avec des hallucinations, soit avec des terreurs vagues non justifiées, en un mot que toutes les fois qu'elle est entrée en scène, elle pouvait être dite réactionnelle.

Une fois seulement, elle a présenté les caractères des mouvements impulsifs et automatiques.

A côté d'elle, nous avons observé des troubles moteurs particuliers, analogues à ceux des tics et de la chorée, mais beaucoup moins intenses, et dont nous avons cherché la signification.

La sensibilité à la douleur était généralement obtuse et en rapport avec l'intensité des troubles mentaux.

Des phénomènes spéciaux dans la sphère sensitivo-sensorielle nous ont été révélés par les deux malades qui en avaient conservé le souvenir. Il semblait à la première qu'elle avait de l'eau dans les veines au lieu de sang, et dans la tête. A d'autres moments, elle s'imaginait être un gros bébé ou « gonflée comme un ballon ». La quatrième malade voyait son nez plus gros que sa figure et sentait ses cheveux « griller ».

La première accusa des troubles visuels caractérisés par une sorte d'hémiopie, qui n'était probablement qu'une espèce d'illusions, et en vertu de laquelle elle ne distinguait que la moitié ou même le quart des visages ; la quatrième se plaignit d'une obnubilation de la vue, accompagnée de vertiges qui, en raison de son état d'anémie, persistèrent pendant la convalescence.

Il y eut également un vertige au début du second accès de la troisième.

Nous avons remarqué en outre de la pâleur ou de la congestion de la face, du refroidissement des extrémités, un œdème malléolaire léger et violacé,et de l'amaigrissement.

Le gâtisme fut intermittent et parallèle à l'intensité des désordres psychiques.

Mais ce qu'il y avait de plus frappant au point de vue physique, c'était l'expression béate ou hébétée de la physionomie, un regard voilé, vague, étonné et distrait, rarement fixe, qui donnait à nos malades un aspect tout particulier.

b) *Symptômes psychiques.* — Les perceptions ont toujours été altérées, affaiblies ou faussées, donnant lieu dans ce cas à des illusions.

Les hallucinations se sont fait remarquer par plusieurs caractères. Transitoires, elles n'ont occupé qu'une très petite place dans l'évolution de la maladie. Quelquefois désagréables ou mêmes effrayantes, plus souvent agréables ou indifférentes, elles ont présenté une fois l'étrangeté, la variété et l'absurdité des représentations du rêve.

Lorsque les malades ont pu rendre compte après la guérison de ce qu'elles avaient ressenti, elles n'ont pas parlé d'hallucinations de l'ouïe, mais toujours de visions, et plus rarement d'hallucinations du goût.

Peut-être les crises denymphomanie étaient-elles dues à des hallucinations génitales ? Les deux dernières malades qui, seules, les ont présentées n'ont pu nous renseigner à cet égard.

Nous n'avons pas eu souvent l'occasion de relever la présence d'idées délirantes. Quand nous avons pu le faire, nous avons vu qu'elles paraissaient et disparaissaient avec une mobilité et une variabilité de nature qui indiquaient leur peu de consistance.

D'ailleurs, la plupart du temps et indépendamment des sentiments que les hallucinations faisaient naître, il s'agissait plutôt de joies ou de craintes, de tristesses non raisonnées et de vagues soupçons que d'idées mélancoliques ou de persécution bien définies.

La notion que nos malades avaient de leur état n'a pas toujours été la même. Nous l'avons vue parfaite chez la quatrième, nulle chez la seconde et imparfaite chez les deux autres.

Quant aux transformations de la personnalité, elles ne nous ont paru nettes que chez la première lorsqu'elle se croyait un gros bébé, encore étaient-elles accompagnées d'un état de rêve qui leur enlevait tout caractère de précision. Elles ont existé aussi chez la seconde lorsque, parlant d'elle à la troisième personne, elle disait : « C'est P. qui va voler. »

A part la forme spéciale qu'ont revêtue une seule fois les hallucinations, les différents symptômes que nous venons d'énumérer n'offrent donc rien de bien particulier, la plupart sont d'ailleurs inconstants.

Les troubles du langage ont une autre importance, non pas tant par eux-mêmes que par leur signification psychologique. Les réponses à côté que font souvent les malades, leur accent étonné ou interrogateur, leur incohérence tranquille, leurs hésitations, leur distraction permanente, leurs paroles, tout indique que chez elles les idées surgissent au hasard, sans être appelées l'une par l'autre et sans se grouper autour d'un même objet. C'est là le premier degré.

A un degré plus avancé, elles paraissent incomplètes, à peine ébauchées, imprécises et obscures, renfermées dans des mots non associés, exprimés d'une façon monotone ou dans des membres de phrases tronqués.

C'est en envisageant ces troubles que nous avons comparé l'état mental de nos malades à cet état voisin du rêve, intermédiaire entre la veille et le sommeil, qu'on appelle l'état hypnagogique.

Le rêve n'est pas un phénomène simple, unique, indivisible. Il est fait d'un ensemble de conditions dont chacune peut avoir une existence indépendante. En le prenant comme terme de comparaison, il est donc nécessaire, pour être clair et précis, de bien spécifier par quel côté on le regarde, et lequel ou lesquels de ses éléments constituants on considère. L'affaiblissement ou l'abolition des perceptions externes, leur altération produisant l'illusion, la présence d'hallucinations visuelles ne laissant qu'une place étroite à l'exercice normal de la vision, tout cela peut sans doute créer un état de conscience analogue au rêve ; mais il y avait chez nos malades quelque chose de plus qu'un état de conscience, et ce quelque chose, qui formait précisément le trait le plus constant et le plus caractéristique du délire, consiste dans le mode spécial suivant lequel naissaient les idées et que nous avons décrit.

DIAGNOSTIC SYMPTOMATIQUE RAISONNÉ

A propos de chaque cas, on a vu sur quels symptômes nous avons basé le diagnostic de la confusion mentale telle que nous l'entendons, telle que nous l'avons observée. Il nous faut maintenant les passer en revue et les discuter s'il y a lieu.

Les hallucinations ne nous ont été d'aucune utilité et cela pour deux raisons. Tout d'abord il est souvent difficile de les constater pendant le délire. Ensuite, elles n'ont revêtu qu'une seule fois un caractère particulier qui nous a permis de les comparer aux représentations mentales du rêve dont elles partageaient le privilège singulier de ne tenir aucun compte des lois de production des phénomènes dans l'espace et dans le temps.

Dans des cas semblables elles pourront servir à confirmer le diagnostic, mais après la guérison, car c'est seulement à ce moment que les malades en rendent compte.

Les illusions, l'affaiblissement des perceptions, les altérations de la personnalité, se rencontrent trop souvent en pathologie mentale pour avoir une valeur personnelle.

Quand on se trouve pour la première fois en face d'un aliéné à examiner, on a coutume de diriger l'interrogatoire de façon à savoir ce que sont devenues ses notions sur le temps, les lieux et les personnes. Or, quelles que soient ses réponses, il est toujours nécessaire de les interpréter suivant les circonstances, et les conclusions qu'on en doit tirer ne sont pas univoques. Leur inexactitude au sujet du temps n'est pas nécessairement une preuve de l'affaiblissement de la mémoire. Si l'attention du malade est captivée par une idée fixe, de nature mélancolique par exemple, il répondra volontiers : « Je ne sais pas » ; ce qui veut dire simplement en bon français : « Laissez-moi tranquille ».

Les erreurs de personnes peuvent être le fruit de l'illusion ou de l'interprétation délirante simple.

L'ignorance des lieux est susceptible d'un grand nombre d'explications. Si le malade entre pour la première fois à l'Asile, rien de plus naturel qu'il ne s'y reconnaisse pas. L'agité maniaque a si peu le temps de s'informer de l'endroit où il se trouve qu'il n'a même pas celui de répondre quand on l'interroge. La question se présentera seulement à son esprit quand un calme relatif sera survenu.

L'halluciné vous dira qu'il est en enfer s'il voit des flammes autour de lui. Le mélancolique, avec stupeur, se croira volontiers dans le désert ou sous les verrous d'une prison. Le paralytique général ambitieux se considérera comme chez lui et dans son propre palais. Quant au dément, il ne s'en inquiète guère, cela lui est tout à fait indifférent.

Pour dissiper tout malentendu à cet égard nous donnerons l'exemple suivant d'un dégénéré qui présenta d'abord du délire mélancolique qui prit ensuite une allure mystique.

Victor Cl..., 37 ans, ajusteur mécanicien, entre à Sainte-Anne dans le service de M. Ballet, le 25 mars 1893, avec le certificat suivant du docteur Garnier :

« Délire mélancolique. Attitude sombre, inquiète. Idées de culpabilité.
« Il se sent criminel, quelque chose lui dit qu'il a tué son frère et pourtant il ne se voit pas exécutant le crime. Il sait qu'il va être guillotiné ; mais il n'y aura pas de peine assez forte, pour lui ; il craint surtout de ne pas assez ressentir le remords. Insomnie. »

La veille de son internement, il prétendait que ses amis étaient des policiers chargés de l'arrêter.

Voici l'interrogatoire que nous lui fîmes subir le 28 mai :

D. — « Pourquoi tournez-vous toujours autour de la pelouse ? »

R. — « C'est pour racheter mes péchés, *mon père*, les péchés que j'ai commis depuis l'âge de raison. »

D. — « Quels péchés avez-vous donc commis ? »

R. — « Toute ma vie je n'ai eu qu'une mauvaise conduite. »

D. — « Qu'avez-vous fait ? »

R. — « J'ai fait tout, excepté le bien. »

(Il se met à rire.)

D. — « Qu'est-ce qui vous fait rire ? »

R. — « De mauvaises pensées qui me viennent. »

D. — « Quelles mauvaises pensées ? »

R. — « Des pensées qui ne peuvent être que la perdition de mon âme. »

D. — « Vous les trouvez donc drôles ces pensées? »

R. — « Non, *mon père.* »

D. — « Alors pourquoi riez-vous? »

R. — « Parce qu'on rit plus facilement d'une mauvaise action que d'une bonne. »

D. — « Mais quelles sont donc ces mauvaises pensées? »

R. — « Ce ne sont pas des mauvaises pensées précisément. Je ne puis définir l'état de mon âme. »

D. — « Pourquoi ne pouvez-vous pas le définir? »

R. — « Parce que je ne crois pas assez en Dieu. »

D. — « Qu'avez-vous encore à vous reprocher ? »

R. — « Ma mauvaise conduite, ma conduite de criminel. »

D. — « Quels crimes avez-vous commis ? »

R. — « J'ai tué mes frères en Jésus-Christ. »

D. — « Comment les avez-vous tués ? »

R. — « Par mes paroles et mes mauvaises actions. »

D. — « On ne tue pas quelqu'un avec des paroles ? »

R. — « On tue son âme. »

D. — « Quelles mauvaises actions avez-vous commises ? »

R. — « J'ai écrit des lettres anonymes à des personnes honorables contre des personnes honorables. »

D. — « Que contenaient ces lettres ? »

R. — « Elles contenaient des diffamations au préjudice de ces personnes, de ces officiers. C'étaient des officiers d'administration dont j'étais le subordonné. »

D. — « Quand avez-vous écrit ces lettres ? »

R. — « Étant soldat au camp de Châlons. »

D. — « En quelle année ? »

R. — « En 1887 ou 1888. »

D. — « A qui les avez-vous écrites? »

R. — « A l'intendant militaire et au général commandant la place. J'ai écrit que l'officier comptable faisait venir du vin et le vendait à son bénéfice. Je fouillais dans sa vie privée, je disais qu'il entretenait des maîtresses. Je n'aurais pas dû élever mon regard si haut. »

D. — « Ça n'est pas vrai tout cela ? »

R. — « Si mon père. » (Il pleure en souriant.) »

(A chaque instant il se met à genoux et récite un grand nombre de fois, les mains jointes, la première moitié du Pater. Il ne va pas plus loin parce qu'il ne sait pas le reste).

D. — « Pourquoi récitez-vous le Pater ? »

R. — « Pour avoir la croyance en Dieu, mon père, et parce que quand je récite l'Ave Maria j'obtiens quelques faveurs, et pour ne pas en abuser, je récite l'Ave Maria le moins souvent possible. »

D. — « Quelles faveurs obtenez-vous? »

R. — « Un contentement intérieur, un bienfait de Dieu qui descend en tout moi-même. »

D. — « Alors vous êtes content, vous êtes heureux ?

R. — « Oui, mon père. » (Il se met à rire, puis reprend son air méditatif.)

D. — « Vous avez cependant l'air triste ? »

R. — « C'est un contentement intérieur. »

D. — « Les fautes que vous avez commises ne vous tourmentent donc pas ? »

R. — « Je n'en ai aucune amertume. »

D. — « *Où êtes-vous ici* ? »

R. — « Dans le cabinet de mon confesseur probablement. »

D. — « Où est-il votre confesseur ? »

R. — « Il est au ciel. »

D. — « Alors vous n'êtes pas dans son cabinet ? »

R. — « Je suis au confessionnal de Dieu. »

D. — « Vous n'êtes pas au ciel ? »

R. — « Non, mon Père, mais toutes mes pensées n'auront pour but que d'y aller par les prières et les privations. »

D. — « Vous croyez que vous êtes au confessionnal ? »

R. — « Je suis dans le cabinet particulier de mon père, il représente pour moi un confessionnal. »

D. — « Qui est-ce votre père ? »

R. — « C'est Jésus-Christ. »

D. — « Jésus-Christ n'a pourtant pas de cabinet particulier ? »

R. — « Il est partout, il voit tout. »

D. — « Pourquoi m'appelez-vous « mon Père ? »

R. — « Parce que Dieu me dit que vous devez me représenter Dieu sur la terre. »

D. — « Vous n'avez jamais vu Jésus-Christ ? »

R. — « Si, mon père ».

D. — « Quand ? »

R. — « En ce moment. »

D. — « Il n'est pas là, devant vous ? »

R. — « Il est représenté par vous. Il vous a donné ses pouvoirs sur la terre. »

D. — « Connaissez-vous mon nom ? »

R. — « Vous vous appelez Dieu. »

D. — « Quelle est la maison où vous êtes ? »

R. — « C'est la maison de Dieu. C'est un lieu où se réfugient tous les pécheurs pour recevoir la consolation de leurs péchés. »

D. — « Depuis quand êtes-vous ici ? »

R. — « Depuis ma naissance, depuis que j'ai l'âge de raison. J'ai été « conçu sans péché, N.-S. Jésus-Christ, conçu sans péché, est venu sur la terre pour racheter tous les péchés que les hommes ont commis après l'âge de raison. »

D. — « Quel âge avez-vous ? »

R. — « 37 ans. « (Exact.)

D. — « Comment avez-vous pu naître ici ? Où est votre mère ? »

R. — « C'est la Vierge Marie ? »

D. — « C'est elle qui vous a mis au monde ? »

R. — « Oui, mon Père. »

D. — (Un moment après) « Comment s'appelait votre mère ? »

R. — « Marie-Georgette Led... »

D. — « Donc ce n'est pas la Vierge Marie ? »

R. — « Ma mère a représenté la Vierge Marie sur la terre. »

D. — « N'êtes-vous pas à Sainte-Anne ? »

R. — « Oui ! »

D. — « Qu'est-ce que c'est que Sainte-Anne ? »

R. — « Une maison de repentir. »

(Bien qu'il se prétende ici depuis sa naissance, il sait exactement le jour, la fête du jour (Trinité) le mois et l'année.)

On voit par cette observation, qu'en commettant des erreurs sur le temps, les lieux et les personnes, les aliéniés ne font pas toujours preuve de démence ni d'illusions sensorielles, ni de confusion mentale dans le sens précis que nous attachons à ce mot. Chez ce malade, en effet, tout est interprétation délirante. Il rapporte tout à son sentiment morbide. Les idées ne manquent pas de suite. Au contraire, elles ont une orientation unique dont elles ne dévient jamais, tandis que chez les malades des quatre premiers chapitres, elles naissaient isolément sans lien entre elles et sans aucune direction. On peut tenir avec ce dernier une conversation suivie, pourvu qu'on s'occupe du seul sujet qui l'intéresse. Avec les autres, impossible, parce que, pour employer une expression banale mais juste dans le cas particulier : *l'idée n'est à rien.*

Il n'y a donc aucune ressemblance entre ces états d'esprit, et cependant on peut constater des deux parts des notions erronées sur le temps, les lieux et les personnes.

En réalité, si l'on veut bien y réfléchir, on verra que ces erreurs d'appréciation peuvent être dues à des causes diverses dont les principales sont : la captation de l'attention, son affaiblissement, celui des perceptions, l'adaptation des phénomènes au délire, les hallucinations ou les illusions, l'indifférence et l'affaiblissement intellectuel.

Il ne suffit donc pas de les constater, il faut remonter à leur source. Cela revient à dire que leur existence à elle seule ne peut servir à déterminer la nature des troubles mentaux, mais qu'au contraire la nature des troubles mentaux a besoin d'être connue pour les expliquer. En ce qui regarde la confusion mentale il en est de même. Outre qu'elle peut être très accusée sans elles, leur présence ne saurait la prouver, elles ne peuvent que lui demander de leur servir de légende lorsque celle-ci aura été reconnue.

De tous les symptômes psychiques que nous avons analysés, il en est un dont l'étude offre le plus grand intérêt pour le diagnostic, c'est l'incohérence.

Mais ici encore, il s'agit d'une manière d'être objective du langage dont il faut bien déterminer l'équivalence subjective, d'une manifestation extérieure dont il faut rechercher la cause profonde et le mécanisme.

L'incohérence, dans le sens vague qu'on attache ordinairement à ce mot, peut se rapporter à des états différents.

Au premier degré, le plus faible, elle ne paraît pas dès le début de de la conversation ; mais au bout d'un certain temps l'observateur s'aperçoit qu'il ne comprend plus. Que s'est-il passé ? Le voici.

L'aliéné qui généralement, dans ce cas, est un débile ou un dément peu avancé, est parti d'une idée, puis d'autres idées s'étant présentées par association à son esprit, il les a suivies, s'écartant ainsi peu à peu du point initial qui finit par disparaître dans le lointain. C'est ce que notre maître, M. le Professsur Joffroy, appelle la conversation par embranchements.

D'autres malades, appartenant aux mêmes catégories, vous surprennent par la faiblesse et l'absurdité de leurs raisonnements, dont les éléments n'ont souvent entre eux que des rapports très vagues et difficiles à saisir. Si à cela vient s'ajouter la forme de conversation dont nous venons de parler, le langage devient encore plus obscur.

Or cette espèce d'incohérence ne ressemble en rien à celle de nos malades. Ici les idées surgissent au hasard, indépendantes l'une de l'autre et étrangères à l'objet sur lequel on cherche à les fixer. Là elles sont enchaînées quoique d'une façon défectueuse, et l'on se perd dans le luxe des incidences et dans la recherche d'une logique douteuse ou absente.

Deux processus psychologiques si différents ne sauraient être rangés sous la même dénomination qu'au détriment de la précision et de la clarté que réclame tout vocabulaire scientifique.

Sans doute, la difficulté pour l'observateur de suivre les changements incessants de direction de l'entretien ou la filière des mauvais raisonnements dans le dernier cas, justifie, dans une certaine mesure, le terme de confusion qui lui vient naturellement aux lèvres, et nous n'avons pas la prétention ni même l'intention de le faire abandonner. On ne renonce pas si facilement à ses habitudes.

Mais puisqu'il suffit de s'entendre sur la valeur des mots et qu'il est nécessaire, pour éviter toute méprise, de consacrer une distinction réelle dans les choses par des désignations différentes, nous croyons qu'il y aurait avantage à réserver celle de confusion mentale pour cette classe de malades qui fait l'objet de notre étude, tandis qu'on appellerait confusion dans les idées, l'état d'esprit dont nous venons de parler. Le seul inconvénient de cette convention sera d'admettre ainsi des appellations dont la différence paraît subtile à première vue.

La pauvreté de notre langue en est seule la cause. D'ailleurs les définitions y suppléeront en montrant qu'il n'y a de subtilité que dans la forme et non dans la réalité.

Les débiles atteints d'excitation maniaque et les déments à un degré plus avancé peuvent présenter une incohérence plus grande qui n'est que l'exagération des troubles du premier degré. Le malade saute alors d'une idée à une autre avec la plus grande facilité. Plus de phrases incidentes, plus d'épisodes amenés par d'autres épisodes, et qui détournent constamment la conversation de son cours régulier. Plus exactement, les transitions sont supprimées. Une question produit une évocation de souvenirs disparates ou d'idées contingentes s'y rapportant de près ou de loin, mais dont les connexions entre eux ou avec elle nous échappent, n'étant pas exprimées. Les idées, plus ou moins nombreuses suivant les cas, apparaissent de ci de là autour du point initial, mais demeurent sans ordre parce que la force de pondération manque au malade pour les grouper d'une façon raisonnée et raisonnable.

Or, quel que soit le désordre qui règne parmi elles, chacune prise isolément a sa raison d'être dans un agent provocateur venu du dehors sous forme d'entretien.

Il serait dangereux de se demander si, abandonnés à eux-mêmes, les déments sont aussi incohérents que dans la conversation. D'abord nous n'en savons rien. Ensuite, si nous prenions la question pour nous-même et que nous cherchions à la résoudre sans préjugé ni parti pris, nous serions probablement amené à conclure qu'une certaine incohérence est un fait normal quand l'esprit n'est sollicité par aucun but à poursuivre. Nous doutons fort que l'idéation soit constamment soumise aux lois abstraites de la logique et qu'une idée ne puisse naître spontanément sans avoir été précédée d'une autre idée ayant avec elle des rapports nécessaires.

Au contraire, il est d'observation journalière et fréquente qu'une idée peut se présenter soudainement sans être attendue et surprendre ainsi l'esprit même qui l'a enfantée.

Quoi qu'il en soit de ces considérations, il est certain que l'analyse des troubles de l'idéation ne saurait pénétrer la vie psychologique intérieure et solitaire des malades. Elle ne commence à devenir possible qu'à partir du moment où ces derniers se mettent en communication avec l'observateur.

Dans ces conditions, l'incohérence de la démence et celle de la confusion mentale n'offrent pas les mêmes caractères.

Dans le premier cas, les idées se succèdent sans ordre ; dans le second, elles naissent sans cause. Dans la démence, leur apparition est déterminée par la volonté du malade ou par celle de l'observateur ; dans la confusion mentale, elles n'obéissent à aucune consigne. Dans la première, tout en ignorant les liens qui les unissent, elles gravitent autour d'un centre ; dans la seconde, chacune émerge au hasard pour son propre compte, et n'est que le fruit de l'automatisme cérébral pur.

En interrogeant le dément, vous provoquez une réponse et en même temps l'incohérence ; dans le cas de confusion mentale vous n'obtenez souvent rien, ou seulement une réponse à côté qui, en réalité, n'en est pas une, rarement une réponse juste.

Chaque question posée au dément est un prétexte à ses divagations ; les questions adressées au malade atteint de confusion mentale demeurent sans effet ou bien au contraire le ramènent un instant au bon sens en l'arrachant pour ainsi dire à son état de rêve pour fixer son esprit sur un objet précis. Le dément écoute et répond parce qu'il vit, avec ses faibles moyens, dans le monde extérieur ; s'il s'agit de confusion mentale, le malade ne vous accorde qu'une attention nulle ou faible et souvent distraite, parce qu'il demeure confiné en lui-même, que le monde réel lui est fermé, ou qu'il ne l'aperçoit qu'à travers le voile épais de ses sens émoussés ou avec la courte vue d'une intelligence absorbée dans la contemplation de ses propres désordres.

D'autres caractères cliniques traduisent encore au dehors la différence de nature qui existe entre ces deux espèces d'incohérence. Nous n'avons pas observé chez nos malades la perte de la forme grammaticale du langage qui constitue l'incohérence verbale des déments. Les éléments de la phrase n'ont jamais été bouleversés. Ou bien elle était simplement incomplète comme dans le cas de Céline Ch... et réduite à de simples mots jetés comme des cris d'appel ou d'étonnement : « Ma sœur, maman », « parapluie, des parapluies », ou bien elle était parfaite et correcte. Une seule fois nous avons constaté une association bizarre de mots : « Où est Marie fermée ? » (1re malade), — qui d'ailleurs demeura isolée, et se montra comme un fait accidentel que l'inattention suffit à expliquer.

Enfin les déments parlent avec assurance et même avec vivacité quand un certain degré d'excitation accompagne leur affaiblissement intellectuel, ou avec l'accent de la crainte et de la tristesse quand un délire dépressif vient s'y ajouter, ou encore avec une indifférence complète dans les formes apathiques. On ne rencontre pas chez eux ordinairement ce ton vague d'étonnement ou d'interrogation qui était si frappant chez nos deux premières malades, ni la monotonie et le caractère en quelque sorte impulsif du langage de la troisième, ni les hésitations et la mièvrerie de la quatrième.

L'incohérence de la confusion mentale offre donc des caractères cliniques spéciaux qui empêchent de la confondre avec celle des débiles et des déments et qui permettent de la rattacher à un mécanisme spécial.

On la distinguera plus facilement encore de celle des maniaques, par l'absence de l'excitation qui, chez ces derniers, la détermine.

Bien analysée, elle constitue le symptôme psychique le plus important et le plus caractéristique. Elle n'est cependant pas le seul.

L'examen physique nous révèle en effet dans le facies de nos malades un signe d'une égale valeur.

Comme l'incohérence, la physionomie est en quelque sorte l'image fidèle des troubles mentaux dont elle procède. Le regard étonné, mobile, vague et comme voilé ne rappelle ni l'indifférence apathique du dément, ni la tristesse, l'impuissance, l'effroi ou l'anxiété des mélancoliques, ni l'excitation du maniaque. Il est au contraire en harmonie parfaite avec la rêvasserie perpétuelle des malades et nous croyons pouvoir lui attribuer une importance de premier ordre au point de vue du diagnostic.

DIAGNOSTIC DIFFÉRENTIEL

Après tout ce que nous venons de dire il sera possible de distinguer la confusion mentale des autres états mentaux actuellement connus.

Le diagnostic avec la manie ne présente de sérieuses difficultés qu'au début, lorsque la présence d'hallucinations détermine une agitation dont le caractère purement réactionnel n'est pas toujours facile à saisir. A ce moment-là il faut savoir attendre, et s'il s'agit de confusion mentale on ne tardera pas à constater dans l'agitation des intermitences dues à la cessation des hallucinations, et qui n'existent pas chez le maniaque. Faites disparaître les hallucinations chez ce dernier, l'agitation réactionnelle s'évanouit, mais il reste une autre espèce d'agitation dont la vivacité et parfois même la violence est en rapport avec la décuplation de l'énergie chez le malade. Dans la confusion mentale au contraire, dès que les hallucinations ont disparu le repos du système musculaire est complet, et même accompagné d'un certain état de faiblesse.

S'il n'existe que du bavardage on reconnaîtra celui de la confusion mentale à ses intermittences, à ses pauses fréquentes et prolongées, à l'incohérence tranquille, à l'accent d'étonnement ou d'interrogation, au contraste qu'il produit avec l'immobilité relative du malade, enfin à l'aspect tout particulier de la physionomie et du regard.

L'attitude, l'œil morne de la mélancolie sans délire ou dépression simple et de la torpeur cérébrale portent avec eux leur diagnostic différentiel.

Chez les malades que nous étudions des idées tristes peuvent apparaître, mais c'est pour disparaître aussitôt sans laisser de trace, ou pour être remplacées par des idées indifférentes ou gaies, ce qui empêchera de les confondre avec des mélancoliques délirants.

Il en est de même des idées de persécution. Quand elles surviennent, elles passent rapidement, traversent l'horizon comme des éclairs et ne laissent rien après elles que le trouble psychique fontamental.

Le mélancolique avec stupeur révèle par sa physionomie aussi bien que par son mutisme absolu l'effroi dont il est saisi.

Le mélancolique anxieux s'agite sur place, trépigne et pousse des gémissements caractéristiques.

Il semble que les hallucinations dans la confusion mentale soient moins vives, moins nettes que dans les autres états hallucinatoires, car elles s'accompagnent d'une réaction beaucoup moindre. Dans tous les cas, elles n'y jouent qu'un rôle secondaire et ne se montrent qu'à titre de symptôme accessoire fugitif et inconstant.

Le délire alcoolique aigu avec le caractère particulier de ses hallucinations, son tremblement et son agitation souvent assez grande pour qu'on ait pu le confondre avec la manie (œnomanie des anciens auteurs), a une physionomie clinique trop spéciale pour que nous ayons besoin d'insister.

La brusquerie du début, l'existence d'un vertige initial chez quelques-unes de nos malades, pourraient faire penser à l'épilepsie, d'autant plus que la troisième présenta quelques phénomènes impulsifs d'ailleurs peu dangereux, ce qui est déjà un caractère distinctif ; mais, outre l'absence d'attaques, le langage incohérent monotone ou hésitant que nous avons décrit écartait d'emblée cette hypothèse.

Enfin la démence avec sa physionomie indifférente, son regard atone et la forme spéciale de son incohérence sur laquelle nous avons insisté à dessein, se reconnaîtra facilement.

MARCHE. DURÉE. TERMINAISON. PRONOSTIC

La marche des désordres mentaux que nous venons d'étudier s'est montrée tantôt régulière et continue, tantôt intermittente.

Nous avons vu que ces intermittences pouvaient être attribuées à l'influence des périodes menstruelles.

Leur durée a varié de 6 semaines à 1 an.

Deux de nos malades sont complètement guéries, l'une depuis plus d'un an, l'autre depuis plus de quatre mois. Celle du dernier chapitre (1) est encore en traitement ; mais l'état d'amélioration dans lequel elle se trouve actuellement, plus satisfaisant et plus durable que ceux qui ont précédé, permet d'espérer une terminaison favorable.

(1) Voir l'annotation au bas de la page 84.

Quant à la malade du premier chapitre, elle est guérie de sa confusion mentale ; mais il lui reste un certain degré d'instabilité d'humeur, d'émotivité, et une légère tendance aux idées de persécution. Elle paraît cependant s'améliorer de jour en jour.

A l'heure où nous écrivons ces lignes, nous lui avons fait une dernière visite et nous avons constaté qu'il existe toujours une faible quantité d'albumine dans l'urine en même temps qu'elle accuse une névralgie faciale rebelle. Cette persistance des lésions rénales n'est peut-être pas sans influence sur la lenteur de la convalescence.

ANATOMIE PATHOLOGIQUE. PATHOGÉNIE

On comprendra que nous soyons muets sur ces deux questions. La guérison s'étant toujours produite, nous n'avons pu pratiquer d'examen anatomique, et nos observations sont trop peu nombreuses pour que nous hasardions même une simple hypothèse au sujet de la pathogénie.

TRAITEMENT

Les symptômes que nous avons décrits ne comportent pas d'indications thérapeutiques spéciales. Selon les circonstances, on pourra instituer un traitement tonique, ou antiseptique, dont nous nous garderons d'apprécier l'efficacité, mais qui aura du moins le mérite d'être rationnel.

L'internement peut être une nécessité en raison de la surveillance spéciale que commande l'égarement de ces malades ; mais il ne nous a paru exercer sur eux aucune influence ni favorable ni fâcheuse.

Il n'empêche pas l'affection (si affection il y a) d'évoluer. Notre troisième et notre quatrième observation le prouvent, puisque les malades qui en font l'objet ont subi plusieurs accès successifs à l'Asile. Il ne produit pas non plus d'effet nuisible, car nous avons vu notre quatrième malade commencer son quatrième accès dans sa famille où elle était retournée améliorée mais non guérie, et son deuxième accès dans une maison de convalescence à Neuilly. Au contraire l'amélioration actuelle est plus grande et plus durable, bien qu'on l'ait gardée cette fois dans le service.

Dans certains cas l'isolement complet est réclamé par l'état d'impatience, de susceptibilité, d'irritabilité des malades, qui en éprouvent un véritable soulagement. Au contraire, nous avons vu qu'à d'autres moments elles aiment à se trouver en compagnie.

La conduite à tenir au point de vue de l'isolement et de l'internement sera donc variable, et l'on devra se laisser guider pour cela sur les manières d'être individuelles.

CHAPITRE VII

Considérations nosographiques. Conclusions.

On rencontre donc un certain nombre de malades qui, sous des apparences variées, offrent au fond le même état mental et diffèrent en même temps par la nature du processus psychologique de ceux qui, sous diverses dénominations, ont leur place réservée dans la nomenclature.

Il en est de cette forme clinique comme de toutes les autres. Ce n'est pas d'aujourd'hui qu'elle existe ; mais jusqu'à ce jour on passait à côté d'elle sans la reconnaître parce que nous ne voyons que ce qu'on nous a appris à voir et que nous avons l'habitude de tout mesurer à l'aune de nos connaissances acquises.

L'inventeur d'un système veut en trouver une application générale. L'auteur d'une classification s'imagine volontiers qu'elle suffit à tous les cas.

Cependant les classifications n'ont d'autre but et d'autre utilité que de marquer les différentes étapes parcourues dans les sciences naturelles. Elles ne sauraient avoir la prétention d'élever une muraille infranchissable entre les faits et l'observateur.

Aussi bien l'avènement de la confusion mentale n'a pas besoin pour avoir lieu d'une révolution scientifique. Ses exigences sont modestes. Elle ne veut rien détruire, elle demande seulement dans la petite république de l'Aliénation un coin de terre où elle puisse vivre indépendante et libre des promiscuités fâcheuses où on la tient encore.

C'est pour soutenir ses droits que nous avons entrepris ce travail.

Nous avons longuement analysé et discuté les raisons qui militent pour elle. Nous devons maintenant résumer, pour les juger en bloc, les revendications de ses rapaces voisines.

La manie essentielle prétend que la place réclamée par la confusion mentate lui appartient, et s'appuie pour le prouver sur un faux argument. « J'ai, dit-elle, à moi toute l'agitation. »

Cela n'est pas la vérité. L'agitation de l'alcoolique, celle de l'halluciné, celle du persécuté-persécuteur, celle de certains mélancoliques ne sont point le fait de la manie. Nous donnons à cette dernière sa part du gâteau de l'agitation réactionnelle, mais à la condition qu'elle voudra bien ne pas l'accaparer tout entier, car il n'appartient à personne en particulier et nous ne voyons pas pourquoi on refuserait à la confusion mentale la faveur d'y participer également.

La mélancolie avec stupeur peut se rassurer, la confusion mentale n'empiétera pas sur son domaine, elle se contentera d'une sorte de mitoyenneté formée par l'affaiblissement des perceptions et des troubles de sensation, et de personnalité, et si dans de rares occasions elle lui emprunte quelques hallucinations tristes, elle saura, la plupart du temps, s'en passer ou même les remplacer par des hallucinations gaies ou indifférentes. Le délire exclusivement mélancolique et hallucinatoire avec la terreur et l'inertie qu'il détermine restera la propriété de la mélancolie avec stupeur, tandis que la confusion mentale conservera à titre de caractère essentiel l'incohérence tranquille et vague, l'absence habituelle de convictions délirantes et d'inertie et une physionomie spéciale.

La démence aiguë élève aussi la voix et crie à la spoliation. Elle est du reste assez coutumière du fait. Signalée par Pinel et Esquirol, détrônée par Georget au profit de la stupidité, par Baillarger au profit de la mélancolie avec stupeur, tout le monde s'est partagé ses dépouilles. Brierre de Boismont croit qu'elle existe, mais qu'elle est rare; Ball se range à l'avis de Baillarger, et Foville, tout en reconnaissant que certaines formes aiguës de la folie trouvent difficilement place dans les classifications actuelles, se refuse à les désigner sous le nom de démence aiguë. La confusion mentale n'a donc rien à prendre à cette dernière puisqu'elle n'a plus rien. Pour nous, nous avouons ne pas la connaître, et nous lui demanderons, avant d'écouter ses plaintes, de nous prouver son identité.

La stupidité ! Mais la stupidité n'est pas une individualité. Comme nous l'avons fait remarquer dans notre aperçu historique, elle n'est qu'une apparence extérieure commune à des formes mentales très diverses, depuis l'idiotie et la mélancolie jusqu'à la démence simple ou paralytique, elle n'est que le vêtement d'une foule de personnalités cliniques et ne sert qu'à voiler en quelque sorte les performances psychiques sur lesquelles elle se pose. Le devoir du clinicien est précisément de soulever ce voile et d'étudier les traits qu'il recouvre.

Vient ensuite l'essaim des psychoses post-fébriles, psychoses asthéniques de Krœpelin, celui des folies diathésiques ou sympathiques, les folies rhumatismales, puerpérales, hépatiques, post-varioliques, post-influenziques, urémiques, tuberculeuses, cardiaques..., etc... Leur nombre est légion et s'il fallait une place pour chacune, où les trouverions-nous ?

Heureusement, avec ces dernières il est facile de s'arranger. Leurs habitudes de parasitisme les rend peu exigeantes. Comme elles font leurs nids partout, dans tous les cadres de l'aliénation, elles n'ont pas besoin qu'on leur en construise de nouveaux, et la confusion mentale comme la manie, la mélancolie, l'état hallucinatoire pur, la démence, les délires systématisés, etc., saura leur donner asile à son tour.

Nous en dirons autant du délire d'inanition et de toutes les dénominations fondées sur un élément étiologique. L'aliénation ne peut les répudier absolument, elles lui sont quelquefois utiles; mais elle ne peut pas non plus leur assigner une place fixe, parce qu'aucune jusqu'à présent n'a su s'attacher à une forme spéciale.

La confusion mentale a donc droit à une existence indépendante, *non pas comme entité morbide* (ce mot terrible fait trembler toutes les psychoses sur leur piédestal), mais en tant que *formule clinique symptomatique*, au même titre que la manie ou la mélancolie.

Est-ce à dire qu'elle doive toujours demeurer isolée ?

Nullement. De même qu'on observe des états maniaques secondaires survenant pendant l'évolution d'espèces pathologiques mieux constituées, comme la paralysie générale, les délires aigus, l'épilepsie ; de même il faut s'attendre à rencontrer la confusion mentale dans des circonstances analogues venant donner une physionomie particulière à des affections plus élevées qu'elle dans la hiérarchie nosologique.

Il ne faudrait pas croire non plus qu'elle soit l'apanage exclusif de telle ou telle affection en particulier.

Nous ne l'avons pas encore observée nettement dans la paralysie générale, mais elle paraît entrer pour une grande part dans les manifestations psychiques de l'épilepsie, particulièrement dans celles que M. Falret a décrites sous le nom de petit mal intellectuel.

Il y a en effet des épileptiques qui dans l'intervalle de leurs attaques tombent dans un état de stupeur profonde pendant un temps variable pouvant aller jusqu'à plusieurs semaines et plusieurs mois.

Ils ne comprennent plus rien de ce qui se passe autour d'eux et sont incapables de penser. C'est un arrêt complet de toutes les opérations cérébrales.

Nous n'avons noté qu'une fois et d'une façon transitoire chez notre seconde malade cette suspension totale de l'idéation, cette sorte de sommeil pathologique de toutes les facultés mentales, qui ne paraît être que l'exagération poussée à son maximum des phénomènes que nous avons comparés à ceux de l'état hypnagogique.

Mais les troubles mentaux de l'épilepsie ne se présentent pas toujours sous cette forme. Ils peuvent prendre l'aspect d'une véritable manie furieuse remarquable par le caractère violent, impulsif et dangereux de l'agitation.

Ces deux ordres de manifestations si différentes l'une de l'autre ont-elles la même cause pathogénique?

Cela ne nous paraît pas probable. Dans tous les cas, il serait bien difficile de l'affirmer comme de prouver le contraire. Tout ce qu'on peut conclure c'est que dans une même affection, des troubles mentaux différents peuvent surgir. Or si cette variété dans les symptômes n'implique pas forcément une différence dans la nature de la maladie, il est au moins naturel et logique de penser qu'elle est la traduction d'altérations différentes dans la constitution anatomique ou chimico-physiologique des centres nerveux.

Nous ferons les mêmes réflexions au sujet du délire aigu essentiel ou symptomatique. On trouvera dans tous les traités classiques des descriptions de ce genre de délire. Toutefois, comme les observations en sont rares et en même temps dans l'intérêt de la thèse que nous soutenons nous croyons utile de publier la suivante prise dans le service de M. Ballet, à Sainte-Anne :

Observation V (Personnelle).

Françoise D..., couturière, âgée de 24 ans, est entrée à l'hôpital Saint-Antoine le 30 janvier 1893.

On lui trouve des lésions de tuberculose pulmonaire à la période de ramollissement.

La malade dit qu'elle n'a pas connu son père, que sa mère n'était pas mariée et qu'elle est morte de la poitrine.

Son amant déclare qu'à de certains moments, depuis un an elle a manifesté des idées bizarres : elle se fâchait pour les motifs les plus futiles et ne pouvait supporter aucune observation des personnes avec qui elle vivait.

Elle est restée à l'hôpital 20 jours sans présenter aucun trouble cérébral.

Début du délire. — Dans la nuit du 19 au 20 février, elle est prise d'un délire violent. Elle croit qu'on veut la tuer. Elle a vu sa feuille de décès. C'est très mal de la faire souffrir ainsi, elle qui n'a jamais fait de mal à personne. Elle veut s'en aller, se précipite vers la fenêtre, brise un carreau, se blesse, et, ramenée dans son lit, ne cesse d'appeler au secours en disant qu'on veut l'assassiner et qu'elle entend continuellement des voix qui le lui disent.

Elle entre à Sainte-Anne le 21 février (service de la clinique de la Faculté).

21 février. Ce jour-là, l'examen de la malade nous fournit les résultats suivants :

État physique. — Les lésions pulmonaires son localisées au sommet gauche, où l'on constate les signes ordinaires des tubercules en voie de ramollissement. Toux sèche. Rien au cœur. La respiration est fréquente, la soif vive, l'inappétence absolue. — Les pupilles sont largement dilatées bien que la malade soit en pleine lumière (près d'une double porte vitrée). Quand on approche une bougie elles se resserrent et reviennent rapidement à leurs premières dimensions. La malade accuse une céphalée assez vive dans la région du vertex.

Les narines sont sèches, pulvérulentes. La physionomie est anxieuse, l'agitation constante, la langue tremblotante, saburrale.

Il y a du gargouillement dans tout l'abdomen, mais plus prononcé au niveau de la fosse iliaque droite. La sensibilité est également plus prononcée dans cette région. Le ventre est un peu ballonné, les fèces solides, décolorées, ayant l'apparence du mastic, d'une odeur très forte.

La température vaginale est de 40° le matin et de 40°,7 le soir.

Le pouls est fréquent mais régulier, on note 120 pulsations à la minute.

État psychique. — La malade paraît en proie à des hallucinations auditives de nature triste. Ses paroles, enregistrées au fur et à mesure par une de ses voisines, et ses réponses à nos questions nous apprennent qu'elle entend dans la cour une foule qui demande sa mort. Elle reconnaît la voix de « Pauline ». Elle demande incessamment qu'on la détache pour qu'elle puisse se tuer.

Quand on arrive à la distraire de ses préoccupations hallucinatoires, elle répond directement aux questions qu'on lui pose. C'est ainsi qu'elle nous déclare n'avoir jamais connu son père et que sa mère est morte probablement tuberculeuse.

Le 22. Langue sèche, blanche sur la face dorsale, rouge sur les bords. Gargouillement abdominal. Cette nuit, il y a eu un peu de *diarrhée* et des vomissements bilieux.

Pouls 130, régulier.

Température vaginale 39°,5 le matin, et 40°,6 le soir.

Très agitée toute la journée d'hier, ce matin elle est plus calme.

L'état mental est le même. Il est difficile d'obtenir des réponses. Sollicitée par nos questions pressantes, elle prétend qu'elle ne connaît pas son nom et qu'elle ne sait pas où elle est. Dans la journée, elle dit entre autres paroles : « Il faut que j'aie perdu la raison pour quelques instants, autrement, je ne serais pas venue ici. »

Outre les hallucinations auditives, on constate des hallucinations visuelles. La malade voit des têtes de morts qui tombent continuellement « lourdement et lentement ». Elle voit les autres malades « dans des boîtes », et l'une d'elles se briser la tête contre le parquet.

Elle accuse aussi des hallucinations du goût et croit que le lait est empoisonné.

L'expression de la physionomie est triste.

Le 23. Plus de diarrhée. Depuis vingt-quatre heures une selle demi-solide toujours très odorante.

La sensibilité est conservée.

Le membre inférieur gauche paraît se mouvoir plus difficilement que le droit. Les mouvements réflexes produits par le pincement sont plus lents et moins étendus du côté gauche, et la jambe soulevée retombe lourdement. Pas de contractures. La malade se plaint que, de temps en temps, sa vue s'obscurcit.

Par moments elle prononce à demi-voix des paroles que nous ne pouvons comprendre.

Les pupilles sont toujours dilatées, la raie méningitique persistante.

Pouls 120, régulier.

Température vaginale 40° le matin, 40°,3 le soir.

La malade, dans la journée, dit peu de chose. Elle s'affaiblit visiblement. Dans la soirée, elle présente une courte période d'euphorie.

Le 24. Mort dans le coma à 6 h. 30 du matin. (Durant les trois jours que la malade a vécu dans le service, les urines qu'elle perdait inconsciemment n'ont pu être examinées.)

Anatomie pathologique. — M. le docteur Klippel, chef du laboratoire de la Faculté, a bien voulu nous communiquer la note suivante :

A l'œil nu, le cerveau ne présente aucune trace de lésions de quelque nature qu'elles soient.

Le poumon gauche offre au sommet quelques cavernules avec infiltration de tubercules gris et plaques ardoisées.

Le cœur est normal, sans athérome.

Le foie et le rein ont l'aspect de la dégénérescence graisseuse.

Au microscope, on constate que toutes les *cellules hépatiques* sont atteintes de *dégénérescence granuleuse* fine et *pigmentaire*.

Les reins sont frappés de *dégénérescence épithéliale*.

Des coupes du cerveau, colorées à la nigrosine, montrent toute la substance blanche remplie de boules de diverses grandeurs, au milieu desquelles on voit bien des noyaux qui sont en gris clair. Les boules les plus grosses sont colorées en bleu, les plus petites sont noires. Ces boules sont infiniment plus grosses que les noyaux.

En résumé, l'examen anatomique révèle dans le foie, les reins et le cerveau, des lésions dégénératives parenchymateuses graves.

Il s'agit donc ici d'un cas de délire aigu d'origine mixte, hépatique et rénale.

En considérant les symptômes cérébraux présentés par cette malade et qui seuls nous intéressent en ce moment, nous voyons qu'ils ont consisté essentiellement dans un délire mélancolique, hallucinatoire intense ; mais nous n'avons constaté ni l'incohérence, ni les caractères spéciaux du langage que nous avons analysés dans les quatre premiers chapitres.

Les troubles psychiques ne sont donc pas les mêmes et nous pouvons conclure que si le délire aigu peut revêtir la forme symptomatique de la confusion mentale, le fait, si fréquent qu'on le suppose, ne peut être considéré comme constant. D'ailleurs, il n'y a pas, à proprement parler un délire aigu, mais des délires aigus, et le qualificatif d'essentiel ne sert qu'à masquer l'ignorance où nous sommes souvent des causes qui peuvent lui donner naissance. Rien n'est donc moins étonnant de voir varier l'aspect symptomatique, puisqu'ici nous pouvons invoquer non seulement la différence des conditions pathogéniques dans une même affection, comme dans l'épilepsie, mais encore des affections de nature probablement différente.

Si l'on voulait prendre la peine d'analyser dans le même sens les troubles mentaux de l'ivresse alcoolique ou chloroformique, ceux du délire alcoolique et ceux qui résultent des autres espèces d'intoxication aiguë soit par la morphine, soit par le haschich, soit par la belladone, soit par la caféine, etc., on ne manquerait certainement pas de faire des constatations intéressantes.

Nous ne pouvons avoir la prétention, dans les limites d'un seul travail, de rechercher toutes les déductions qui se dégageraient de cette étude. Nos lectures nous ont porté seulement à conclure que les intoxications aiguës prises dans leur ensemble sont loin de donner toujours naissance à la confusion mentale.

Pourquoi ? La question, de prime abord nous paraît complexe et il y a là matière à de nombreuses recherches. On trouvera peut-être de ce côté le fil conducteur menant à la découverte des conditions pathogéniques.

Or, il est nécessaire et urgent avant de rien entreprendre dans cette direction de bien préciser en quoi consistent les variétés symptomatiques capables d'occuper la scène. Un certain nombre étaient déjà connues, comme la manie, la mélancolie, les états hallucinatoires. Celle sur laquelle M. Chaslin a le premier en France, appelé l'attention, nous a paru mériter un meilleur accueil que celui dont elle fut l'objet. Pour dissiper les doutes et vaincre les résistances instinctives qui s'opposent à l'admission de toutes les nouvelles scientifiques, il nous a paru utile de reprendre le thème commencé, de l'approfondir au moyen d'observations cliniques démonstratives, et d'aborder de front les difficultés d'analyse clinique et psychologique de diagnostic et d'ordre nosologique.

Les malades que nous avons eu le bonheur de voir dans le service de M. le professeur Joffroy, dans celui de M. Ballet et dans celui de M. Bouchereau à Sainte-Anne nous ayant offert cette occasion, nous n'avons eu garde de la laisser échapper.

CONCLUSIONS

Les conclusions auxquelles nous sommes arrivé et qu'il nous faut maintenant résumer sont les suivantes :

I. — Il existe une variété de troubles mentaux très différente par ses caractères cliniques et sa signification psychologique de toutes les psychoses admises dans les classifications actuelles (voir chapitre VI).

II. — On la rencontre dans un certain nombre d'affections plus ou moins bien constituées (épilepsie, délires aigus, etc.) ou dans des états particuliers (ivresse alcoolique ou chloroformique, etc.), mais elle peut se montrer isolée, en dehors de toutes les conditions pathogéniques connues.

III. — La confusion mentale en tant qu'expression symptomatique mérite d'entrer dans nos classifications au même titre que la manie et la mélancolie, en ayant soin de la distinguer de ce que nous proposons de désigner, faute de meilleurs termes, sous le nom de « confusion dans les idées ».

IV. — Si le mot lui-même a besoin, comme tous les termes scientifiques, d'une définition qui lui assigne une acception précise, il a du moins l'avantage d'apporter un peu de clarté dans l'étude des diverses espèces de « confusions », en établissant parmi elles une division basée sur leurs caractères cliniques et psychologiques.

V. — L'ignorance où souvent nous sommes des troubles organiques qui la déterminent ne justifie pas l'épithète de « primitive », parce qu'un ensemble symptomatique, si complexe qu'il soit, ne saurait être considéré comme primitif.

VI. — Enfin, nous n'avons pas la prétention d'avoir épuisé un pareil sujet. C'est avec des observations nombreuses et des recherches nouvelles qu'on arrivera, croyons-nous, à élucider une foule de questions qui s'y rattachent, et particulièrement celle de ses rapports avec les divers chapitres de la pathologie ordinaire ou de la médecine mentale.

INDEX BIBLIOGRAPHIQUE

Auteurs français.

Baillarger. — *Recherches sur les maladies mentales*, t. I, 1890 (Stupidité.)

— *Annales médico-psychologiques*, 1852, p. 598. (Discussion.)

Ball. — *Leçons sur les maladies mentales.*

— Torpeur cérébrale. *Encéphale*, 1881.

Ballet. — *Bulletin de la Société médicale des hôpitaux*, 1893.

— *Annales de médecine*, 1894.

Ballet et **Roubinovitch.** — Communication au *Congrès de médecine mentale*, 1893.

Barié. — Deux observations. Folies avec guérison survenues pendant la période d'état de la fièvre typhoïde. *Union médicale*, 1877, p. 601.

Becquet. — Délire d'inanition dans les maladies. *Archives générales de médecine*, février et mars 1866.

Béhier. — Obtusion mentale consécutive aux fièvres. *Gazette des hôpitaux*, 1870.

Berthier. — *Journal de médecine mentale*, t. IX, p. 10.

Bettencourt-Rodrigue. — De l'influence des phénomènes d'auto-intoxication et de la dilatation d'estomac dans les formes dépressives et mélancoliques. *Congrès international de médecine mentale*, 1889. Comptes rendus, 1891, p. 91.

Bidon. — Étude clinique de l'action exercée par la grippe sur le système nerveux. *Revue de médecine*, août et octobre 1890.

Brierre de Boismont. — *Bibliothèque du médecin praticien*, t. IX, 1849.

— *De la menstruation considérée dans ses rapports physiologiques et pathologiques*, 1842. (Mémoire couronné par l'Académie de médecine.)

Chaslin (P.) — Confusion mentale primitive. *Annales médico-psychologiques*, 1892.

Chardon-Fleuret. — *De l'influence des maladies infectieuses sur le développement des maladies mentales.* Thèse de Lille, 1889.

Chevallier-Lavaure. — *Auto-intoxications dans les maladies mentales.* Thèse de Bordeaux, 1890.

Christian. — Folie consécutive aux maladies aiguës. *Archives générales de médecine*, 1873.

Dagonet. — De la stupeur dans les maladies mentales. *Ann. médico-psychologiques*, 1872.

Delasiauve. — Du diagnostic différentiel de la lypémanie. *Annales médico-psychologiques*, 1851.

— *Journal de médecine mentale*, t. I, II, III, IV et V.

Esquirol. — *Démence aiguë*, t. II.

Étoc-Demazy. — *De la stupidité considérée chez les aliénés.* Thèse de Paris, 1833.

Faisans. — Délire par intoxication due à la caféine. *Bulletin Société médicale des hôpitaux*, 1893.

Ferrus. — Cours sur les maladies mentales. *Gaz. des hôpitaux*, 1838.
Foville. — De la paralysie générale par propagation. *Annales médico-psych.*, 1873.
— Article Démence in *Dictionnaire Jaccoud.*
Fleury (de Langon). — Mélancolie après un accouchement laborieux. *Gazette des hôpitaux*, 1870.
Florant. — *Manifestations délirantes de l'urémie.* Thèse Paris, 1891.
Georget. — *De la folie*, 1820.
Giraud. — *Du délire dans le rhumatisme articulaire aigu.* Thèse de Paris, 1871.
Glover. — *La folie et la fièvre typhoïde.* Thèse Paris, 1891.
Humblot. — Démence simple primitive. *Gaz. des hôpitaux*, 1872.
Joffroy. — Délire avec agitation maniaque dans l'influenza. *Mercredi médical*, 1890, n° 13.
Klippel. — De la folie hépatique. *Arch. générales de médecine*, 1892.
Ladame. — Des psychoses après l'influenza. *Ann. médico-psychologiques*, 1890.
Lallier. — *De la folie puerpuérale dans ses rapports avec l'éclampsie et les accidents infectieux des suites de couches.* Thèse de Paris, 1892.
Laveran. — Manie rhumatismale. *Bulletin de la Société médicale des hôpitaux*, 1876.
Legrain. — Les poisons de l'intelligence. *Ann. médico-psychologiques*, 1891-1892.
Leledy. — *La grippe et l'aliénation mentale.* Thèse de Paris, 1891.
Leudet. — Monomanie ambitieuse survenue à la période de déclin d'une fièvre typhoïde à symptômes peu graves ; guérison. *Annales médico-psychologiques*, 1850.
Mabille et **Lallemand.** — *Des folies diathésiques.* G. Masson. Paris, 1891.
Mairet. — Grippe et aliénation mentale. *Montpellier médical*, mai, juin 1891.
Mairet et **Bosc.** — Aliénation mentale par troubles de la nutrition. *Annales medico-psycholog.*, 1892.
Mareschal. — *Manie rhumatismale.* Thèse de Paris, 1876.
Marcé. — *Traité de la folie des femmes enceintes.* Paris, 1858.
— *Traité pratique des maladies mentales*, 1862.
Martin (**André**). — Psychoses infectieuses. Grippe avec agitation maniaque terminée par la mort. *Journal de médecine de Paris*, 22 octobre 1893.
Mesnet. — *Arch. générales de médecine*, 1856.
Morel. — *Études cliniques*, t. II, 1853.
— *Traité des maladies mentales*, 1860.
Raymond. — Albuminurie et psychoses. *Bulletin Société médicale des hôpitaux*, 1890.
Régis et **Chevallier-Lavaure.** — Rapport au *Congrès de médecine mentale*, 1893.
Ritti. — Article Stupeur in *Dictionnaire encyclopédique.*
Roulland. — Folie brightique. *Poitou médical*, 1890.
Sauze. — *De la stupidité, de sa nature psychologique et de son traitement.* Thèse Paris, 1852.
— Observation de stupidité. *Annales médico-psych.*, 1853.
Sauvet. — Délires consécutifs à la fièvre typhoïde, deux observations. *Ann. médico-psychol.*, 1845.
Sébastian. — Manie consécutive à la fièvre intermittente. *Ann. médico-psychologique*, 1844.
Séglas. — Un cas de folie post-cholérique à forme de confusion mentale primitive. *Annales médico-psychologiques*, 1893.
— Confusion mentale. *Archives générales de médecine*, 9 mai-juin 1894.
Thore. — *Annales médico-psychologiques*, 1850.

Trélat. — *Ann. méd.-psych.*, 1856.

Vaillard. — Aliénation mentale consécutive au rhumat. articulaire aigu. *Gaz. hebdom. de médecine et de chirurgie*, janvier 1876.

Voisin. — Idées de persécution à la suite de la grippe. *Gaz. des hôpitaux*, 1890.

Auteurs étrangers.

Biswanger. — Zur Lehre von der acuten heilbaren Dementia. *Charité Annalen.* Berlin, 1879.

Fritsch. — Die Verwirrtheit. *Jahrbücher für Psychiatrie*, t. II, 1881.

Fürstner. — Ueber Schwangerschafts und Puerperal Psychosen. *Archiv. für Psychiatrie*, 1875.

Guislain. — *Leçons orales sur les phrénopathies.* Bruxelles, 1833.

Griesinger. — *Traité des maladies mentales.* Traduction française, 1865.

Kirn. — Les psychoses d'origine influenzique. *Bulletin Société de médecine mentale de Belgique*, 1892.

Knörr. — Zur Lehre der toxischen Psychosen. *Allgemeine Zeitschrift für Psychiatrie*, XLVIII, 2.

Konrad. — Zur Lehre von der acuten hallucinatorischen Verwirrtheit. *Archiv. für Psychiatrie*, t. XVI, 1885.

Korsakoff. — Sur une forme de maladie mentale combinée avec la névrite multiple dégénérative. Compte rendu du *Congrès international de médecine mentale*, 1889, p. 75.

Korsakoff et **Sebski.** — Ein Fall von polyneuritice Psychose. *Archiv. für Psychiatrie*, t. XXII, 1891.

Krœpelin. — Ueber der Einfluss acuter krankheiten auf die Entstehung von Geisteskrankheiten. *Archiv. für Psychiatrie*, t. XI, 1881, t. XII, 1882.

Mayser. — Zum sogenannten hallucinatorischen Wahnsinn. *Allgemeine Zeitschrift für Psychiatrie*, t. XLII, 1886.

Mendel — *Die Manie*, 1881.

Meynert. — *Klinische Vorlesungen ueber Psychiatrie.* Vienne, 1890.

Orschansky. — Ueber Bewusstseinstörungen und deren Beziehungen zur Verrücktheit und Dementia. *Arch. für Psychiatrie*, t. XX, 1889.

Rosenbach. — Contribution à l'étude de quelques formes aiguës de la folie. *Annales médico-psych.*, 1891.

Samt. — Epileptische Irreseinsformen. *Archiv. für Psychiatrie*, t. V, 1875, t. VI, 1876.

Schœfer. — Bemerkungen zur psychiatrischen Formenlehre. *Allgemeine Zeitschrift für Psychiatrie*, t. XXXVI, 1880.

Schlaugenhausen. — Beitrag zur Casuistik der pseudaphasischen Verwirrtheit. *Jahrbücher für Psychiatrie*, t. II, 1881.

Serbski. — Ueber die acuten Formen von Amentia und Paranoia. *Allgemeine Zeitschrift für Psychiatrie*, t. XLVIII, 1892.

— Compte rendu du *Congrès de médecine mentale de Moscou*, 1891.

Wagner. — Ueber die Körperlichen Grundlagen der acuten Psychosen. *Jahrbücher für Psychiatrie*, t. X, 1892.

Westphal. — Ueber die Verrücktheit. *Allgemeine Zeitschrift für Psychiatrie*, t. XXXIV, 1878.

Wille. — Die Lehre der Verwirrtheit. *Archiv. für Psychiatrie*, t. XIX, 1888.

Consulter aussi les classiques : **Kraft, Ebing, Schüle,** etc.

TABLE DES MATIÈRES

IMPRIMERIE LEMALE ET Cie, HAVRE

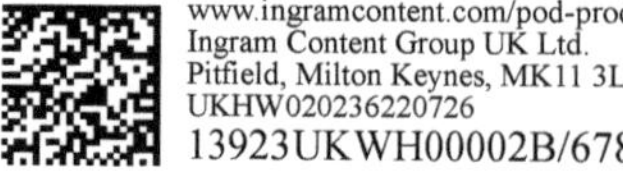

www.ingramcontent.com/pod-product-compliance
Ingram Content Group UK Ltd.
Pitfield, Milton Keynes, MK11 3LW, UK
UKHW020236220726
13923UKWH00002B/678

9 782019 269739